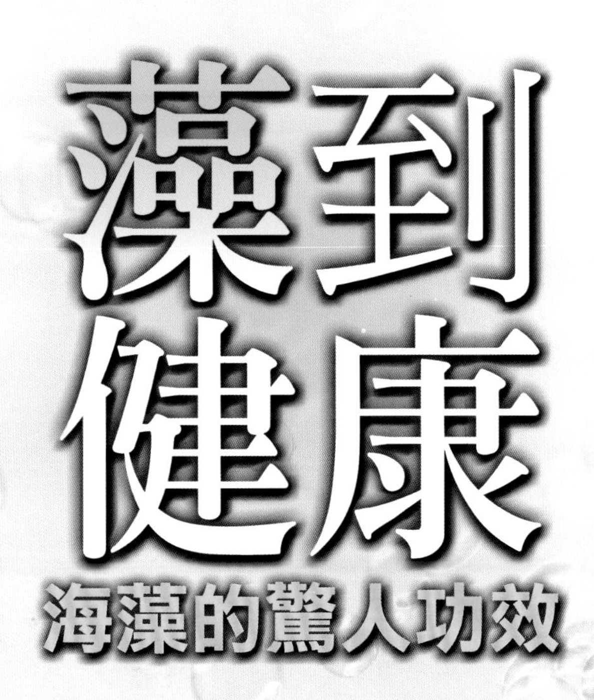

藻到健康
海藻的驚人功效

國立澎湖科技大學
水產養殖科系講師 **徐振豐**——著

國立澎湖科技大學
餐飲科系系主任 **吳烈慶**——烹飪示範

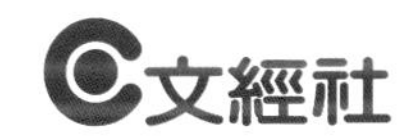

文經社

推薦序 小小藻類奇效大

藻類在地球形成初期，是相當重要的角色，約在30億年前，以藍綠菌生存在地球上，由於它能吸收二氧化碳，並釋放出氧氣，讓地球其他生物有生存的機會，漸漸地形成一個生物鏈。

這幾年來全球氣候異常，造成天災不斷，日本京都會議特別提出警訊，二氧化碳排放量太高，已破壞地球的平衡，人類如果繼續破壞環境，將遭生態反撲。前美國副總統高爾，則透過演講、拍紀錄片，呼籲人類重視溫室效應問題，但如何拯救地球呢？「藻類」即是相當關鍵的解決之道，藻類不但是海洋食物鏈的起點，更是大氣中氧的重要來源，這些身形奇小的海洋住民，還能有效緩解溫室效應，就看人類如何運用。

除了環保功能，藻類對人體健康更有莫大好處。它具有陸上植物缺乏的礦物質、維他命，能改善酸性體質、降低血中壞膽固醇，尤其綠藻中含有特殊珍貴的C.G.F.（小球藻成長促進因子），能重建及修復老化受損的肌肉、皮膚、軟骨和神經細胞。近年來，國際醫界對台灣的藻類防疫及抗氧化研究都多所肯定，台灣四面環海，潮間帶及大陸棚廣闊，為藻類的研究提供了良好場域。

徐振豐老師是國內大型藻研究的重要學者之一，除了調查台灣及澎湖沿岸藻類的生態環境及分佈，並與食品及營養學專家合作，研究各種藻類的食用方法與功效，積極投入藻類保種的工作。這幾年更經常奔走於全省各中、小學，以圖文並茂的投影片，將多彩多姿的藻類世界介紹給學童認識，透過實地的潮間帶藻類採集、標本製作活動，培養出一群海洋小尖兵，這對未來藻類產業的發展，將有很大的貢獻。

欣聞徐老師即將出版**《藻到健康——海藻的驚人功效》**一書，介紹藻類的生態及應用，讓更多人認識藻類的好處，從事藻類工作多年的我，受邀為徐老師寫序，感到非常榮幸，希望在徐老師努力耕耘下，藻類能為國人的健康及地球的環境盡一些力量，也讓台灣藻類的發展開創出另一片新風貌。

日本海の研究株式會社顧問

洪三元

自序 藻道——自己的堅持

長久以來，號稱海洋國家的台灣子民，其實大多未曾真正親近海洋。我們看到了海，但很少去體驗海洋豐富的生命，更遑論是少為人知的藻類。

近年來藻類學研究越來越發達，綠球藻、螺旋藻等藻類健康食品，頻頻出現在電視、書籍雜誌上，其神奇、卓越的治療效果，讓許多消費者趨之若鶩；萃取自褐藻水蘊的褐藻糖膠，也有實例證實可讓癌細胞凋零；再加上「寒天」在日本與台灣媒體推波助瀾下，儼然成為藻類界的當紅巨星。以上種種說明了藻類的應用與價值，漸漸受到重視，藻類的利用範圍也不斷擴大。

筆者在四面環海的澎湖群島服役、工作將近20年，慶幸能在台灣海峽中央最純淨的海邊，親自體會充滿生機的海洋文化。澎湖海洋生態系中，主要特色之一是地形多變、潮間帶寬廣，由於生態環境多樣，孕育出十分豐富的海洋生物資源，其中海洋大型海藻就超過110種以上。

對於靠海為生的人而言，海邊是非常容易親近，而且是每天工作的場所。可惜的是，除了眾所皆知的「紫菜」、「青海菜」外，大多數可供利用的藻類都被忽略了，居民與海毗鄰，以藻為生，但對於藻類的認知，仍屬有限。

藻類是食物鏈的基礎生產者，也是生命最原始的源頭。為了讓更廣大的民眾能多多認識藻類、應用藻類，這幾年筆者利用藻類標本，以及相關藻類製品，透過推廣教育，將藻類介紹給各界認識，了解藻類的分類、功能與應用，認識藻類、喜歡藻類，進而尊重在生態演進史上，扮演重要角色的藻類。

多年來，筆者一直想替藻類推廣多盡一分心力，運用自己的專長與興趣，堅持求取突破，為藻類應用開拓新出路。這所有的努力，冥冥中似乎有了感應，一通渡海遠道而來的電話，搭起所有善緣的連結，文經社建議筆者透過這些推廣經驗，出版一本簡單有趣、通俗易懂，關注藻類與人體健康的書，透過經常攝取營養豐富的藻類食品，吃出真正的健康，並在琳琅滿目的各式藻類健康食品之中，選擇對的產品。

本書能夠順利付梓印刷，特別感謝文經社的支持與鼓勵，另外，更要特別感謝黃淑芳博士及周宏農教授推薦本書，並為我指點迷津，開拓眼界，解除我對藻類不同思維的迷思。本書的完成還要誠摯感謝實驗室的學生夥伴瓊芳、立進、嘉宏、羽軒，感謝你們的協助。

國立澎湖科技大學水產養殖學系講師

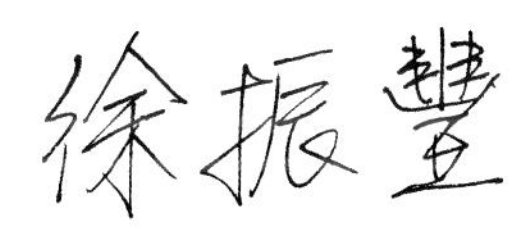

目次 CONTENTS

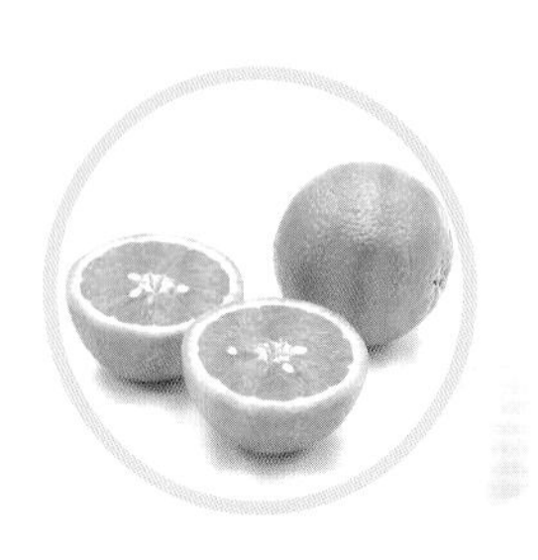

Narogen

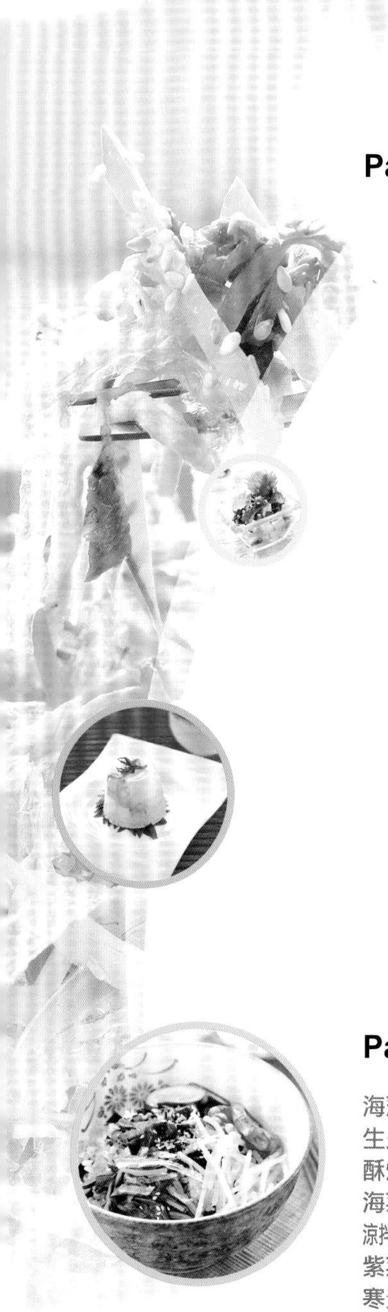

Part 4 怎樣吃藻類營養品最健康 068

Part 5 海藻時尚創意料理 096

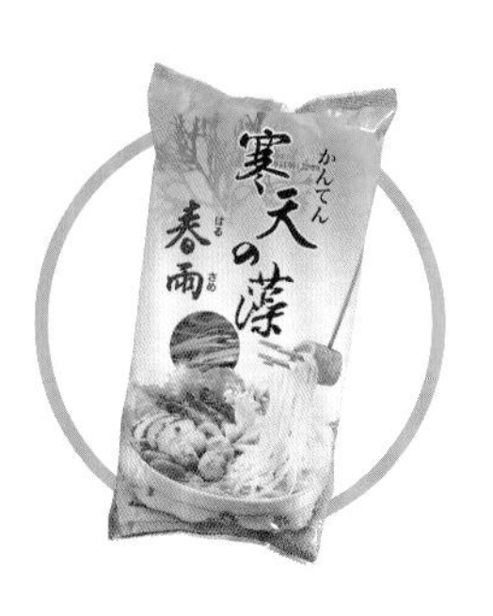

Part 6 藻類健康食品常見問題Q&A 124

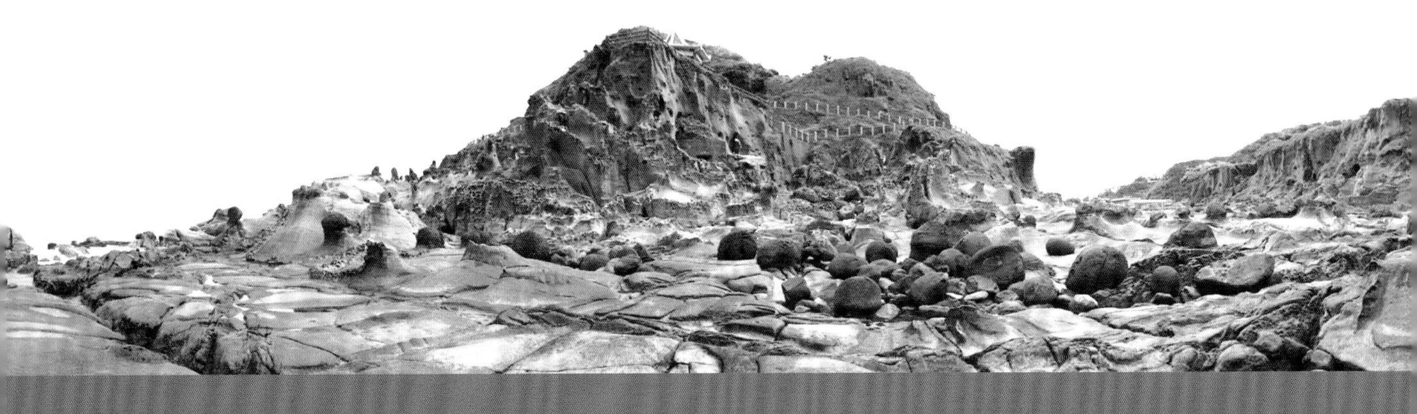

臺灣的海藻大多是一年生，
隨著季節變化，四季水温及海流的不同，
冬季（12～2月）以綠藻覆蓋面積最大（青海菜、石蓴），
而春季（3月～5月）則是由褐藻（囊藻、網胰藻）取而代之。
冬、春兩季為海藻生長繁盛期，
反之，在夏，秋時，由於日照及溫度的變化，
造成藻類種類與數量明顯下降，
顯示海藻不易在烈陽高溫下生存。

比較臺灣北部與南部的藻類，
發現臺灣南部的藻類為典型的熱帶性海藻，
如：軸球藻（*Bornetella sp.*）及蠕藻（*Neomeris sp.*）等，
這些藻種只出現在臺灣南部；
相反的，有許多種類只出現在臺灣北部，
如石花菜（*Gelidium sp.*）、小海帶（*Endarachne sp.*）等，
造成此項差異的原因即是因為南、北部海域的溫度不同。

占地球百分之七十的海洋中，
海藻是製造氧氣與重要的基礎生產者。
海藻可以淨化水質，防止地球暖化，
這個看起來渺小軟弱的生物，對生態環境卻有無比影響力，
台灣四面環海，海藻資源無比豐沛，
讓我們從自己周遭生活開始——認識神奇的海藻。

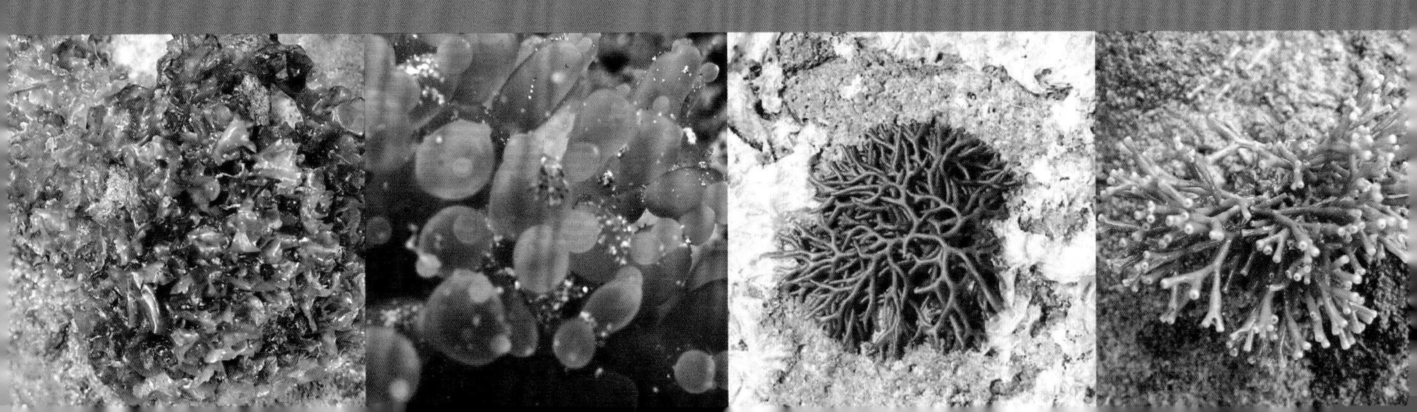

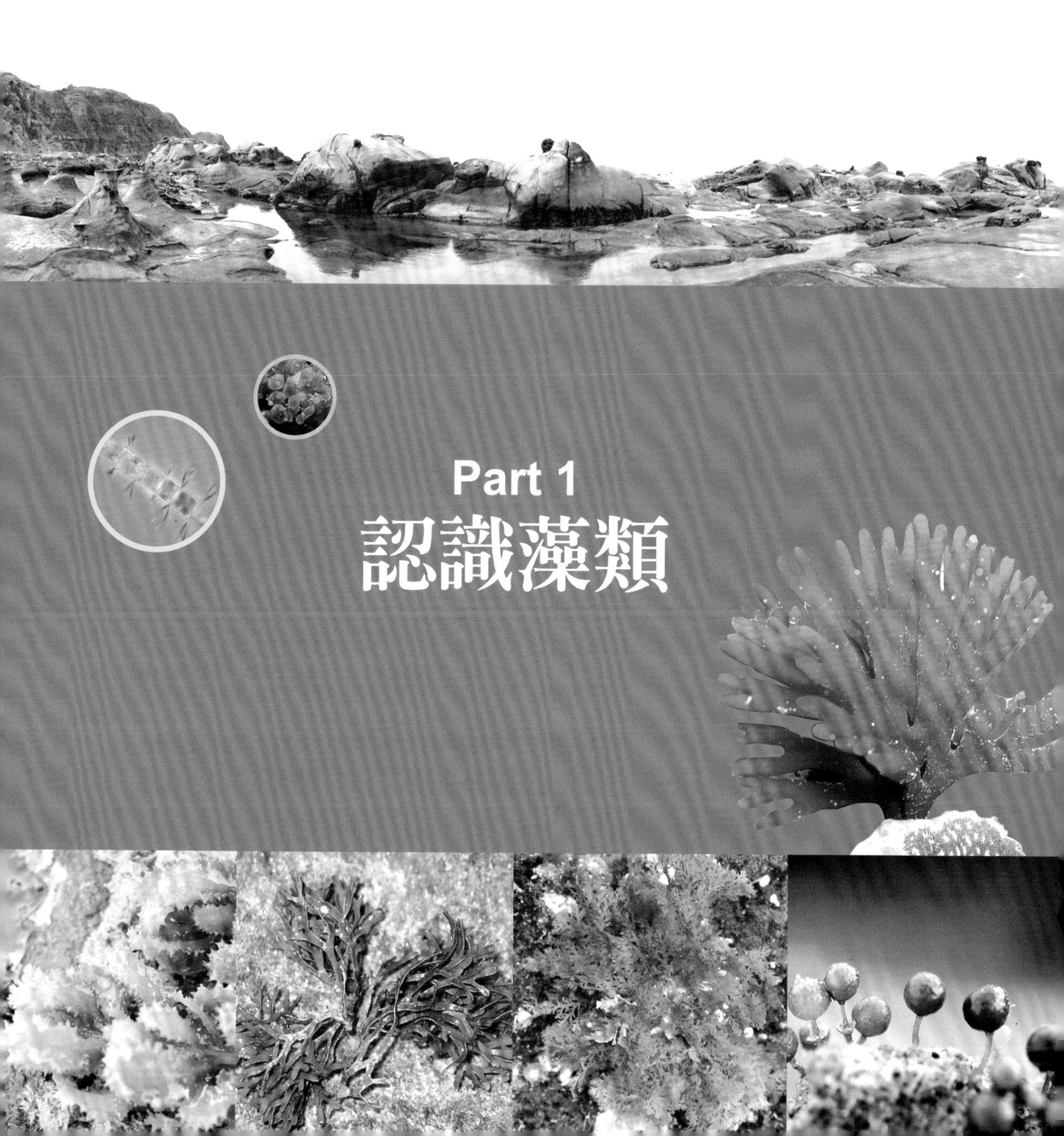

Part 1
認識藻類

1 什麼是藻類？哪裡可以看得到？

藻類的起源非常古老，遠在30億年前就已存在，它們是廣大海洋動物的食物來源，也是棲息、產卵和避難的處所，同時也是地球氧氣的主要提供者。在自然界，藻類植被的存在，對水域的生態平衡，具有非常重要的影響力。

台灣以澎湖、東北角分佈最多

全世界已發現的藻類約有3萬多種，目前在台灣的海產大型藻類約有600多種。台灣的藻類大多是一年生，因此呈現相當明顯的季節性變化，主要以冬、春兩季生長最為茂盛；而在夏、秋時，尤其是夏天，海藻的種類與數量明顯的減少。

❶ 1月～5月的基隆和平島礁石上藻類豐富。

❷ 6月～12月海蝕平台則是光禿禿一片，顯示台灣藻類不易在夏日的烈日高溫下生存。（圖片提供／社寮社區發展協會）

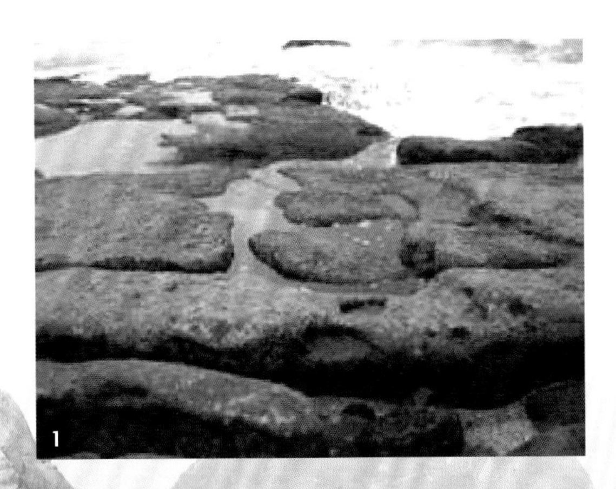

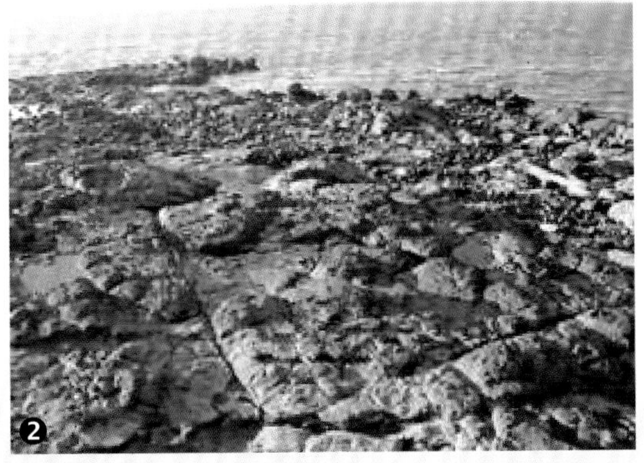

不同的藻類可在不同溫度下生存

藻類在地球上的分佈非常廣泛，從炎熱的赤道地區到千年冰封的極地，無論在江河湖海、溝渠池塘等各種水體中，還是在潮濕的土表、牆壁、樹枝、樹葉岩石甚至沙漠、天空、雲、地底下、深海中，都有藻類的生長。甚至是特殊的環境，例如：藍綠藻可以生存在80℃的溫泉裡，綠球藻卻可以生長在0℃以下的冰雪地。

它們不只可以在不同的環境中生長繁殖，而且還可以與其他生物行共生生活，它們可寄生在其他生物體內，而且生活得很好，例如：造礁珊瑚體內、硨磲貝上、蕨類「滿江紅」的組織中，都有一起共生的藻類，彼此互取所需。

台灣大多數的海藻分在東北角、恆春半島、東部等以及澎湖、綠島、蘭嶼等地，尤其以基隆和平島與澎湖列嶼，種類最為繁盛，吸引最多觀光客，溜海菜成了當地相當具有文化特色的景象。

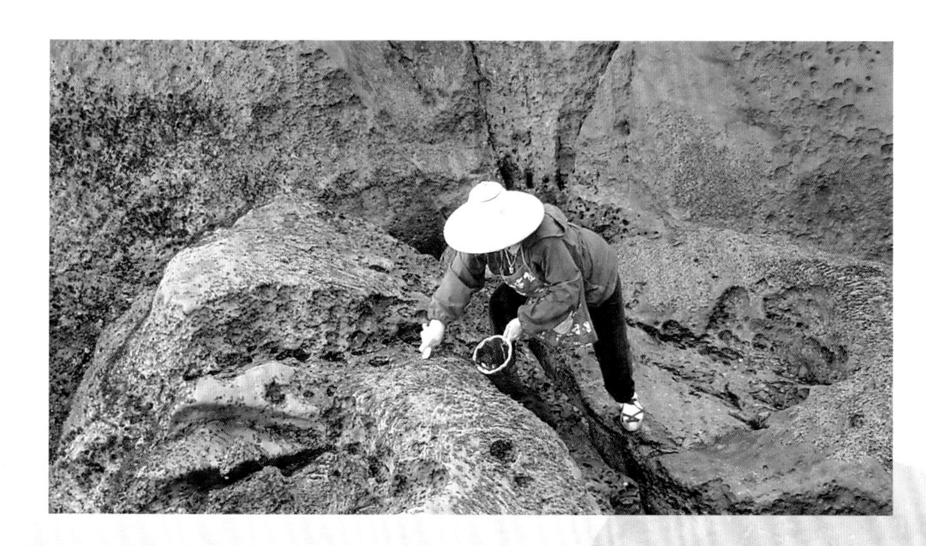

・基隆和平島婦女「全副武裝」，身手俐落採海菜，一點也不怕岩石濕滑。晾乾的海菜一方面可當作營養豐富的副食品，還可拿到市場販售，增加經濟收入。（圖片提供／社寮社區發展協會）

色彩綺麗變化多

❶ 大邊孢藻。

❷❸蕨藻（海葡萄）。

❹ 羽藻。

❺ 海頭紅。

❻ 青海菜又稱礁膜，藻體柔軟易破碎，多生長在風浪小或靜水區之潮間帶中、上部礫岩上，退潮後，藻體會緊貼基質上。生長季為12月至次年4月，1、2月為其繁盛期。

另外有一部分綠藻和藍綠藻，還會跟真菌類共同組成地衣，如此一來可以生活於乾旱的岩石或樹皮上。

藻類的構造很簡單，有的為單細胞，有的為多細胞，但沒有維管束，不具根、莖、葉等器官，也不具胚胎。

藻類都含有葉綠素，可行光合作用。不同種類的藻類含有不同型式及含量的輔助色素，如葉綠素a、葉綠素b、葉綠素c、葉綠素d、α、β-胡蘿蔔素、藻藍素、藻紅素、藻褐素、葉黃素等，這些輔助色素之間的組合及含量比例多寡，賦予了藻類多采多姿的色彩。齒心藻、蕨藻（俗稱海葡萄，*Caulerpa lentillifera*）、羽藻、海頭紅，都是台灣沿岸常見，又容易辨別的藻類呦！

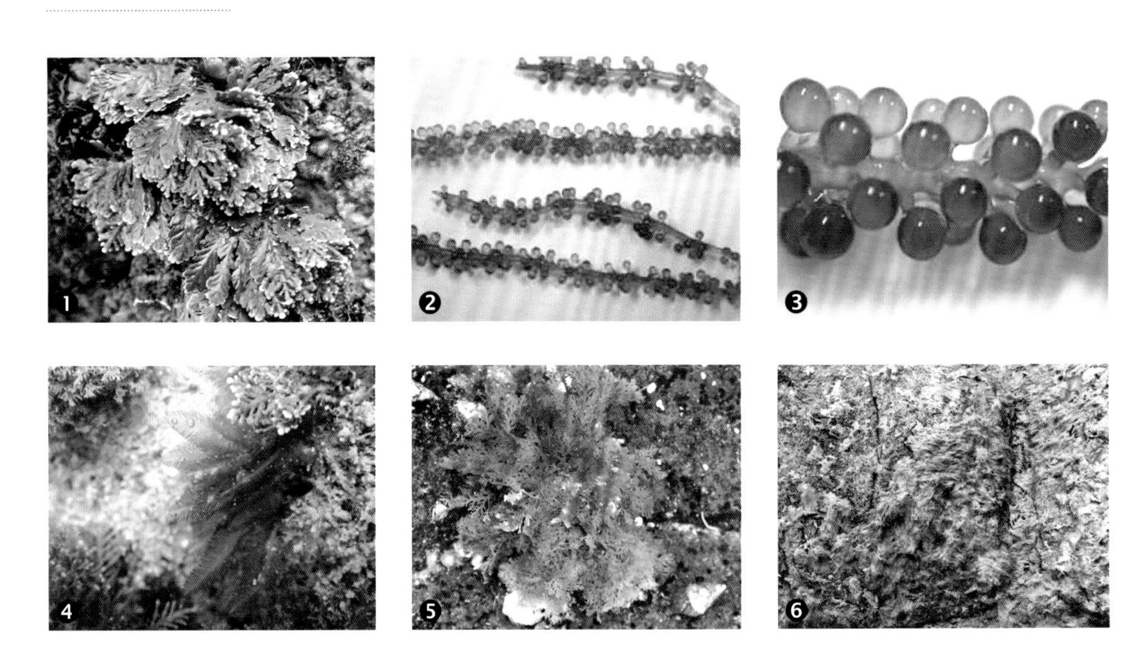

依大小分為「微細藻」與「大型藻」

廣義上來說，生活在海洋裡的藻類，皆可稱之為「海藻」（Marine algae），但依其型體大小可分為「微細藻」與「大型藻」。

微細藻

微細藻類一般稱為「微藻」，多為單細胞藻類，肉眼看不見，主要行浮游性生活，海中只要光線所到之處，均有其分佈，有的種類甚至具有鞭毛，能在水中游動，其數目與種類很多，常見有矽藻（Diatom）、渦鞭毛藻（Pyrrophyta）等，是海洋食物鏈中基礎的重要生產者。

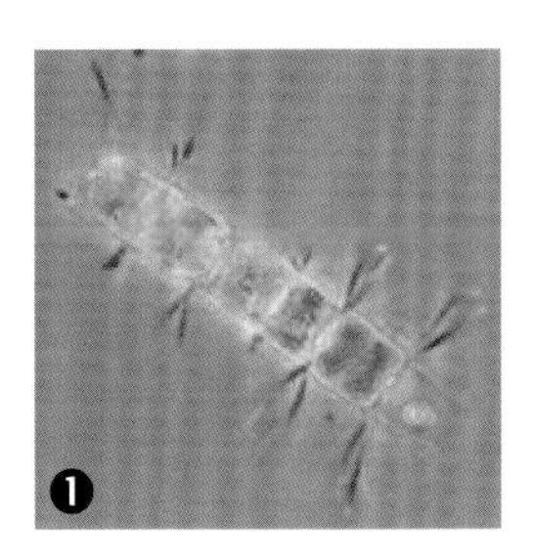
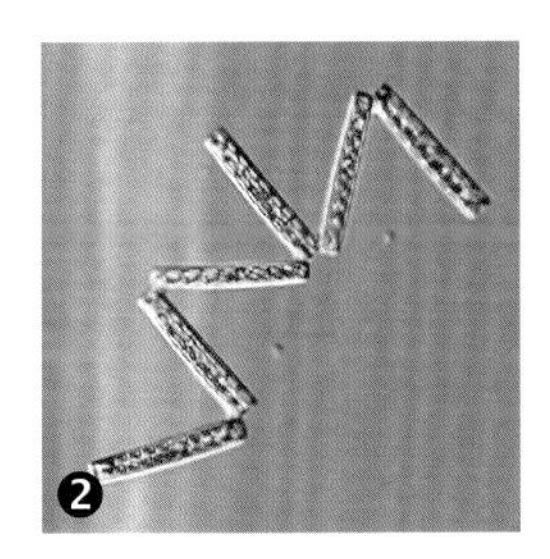
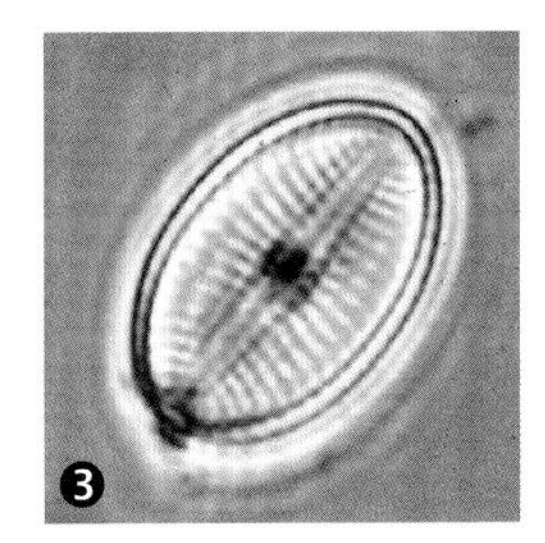
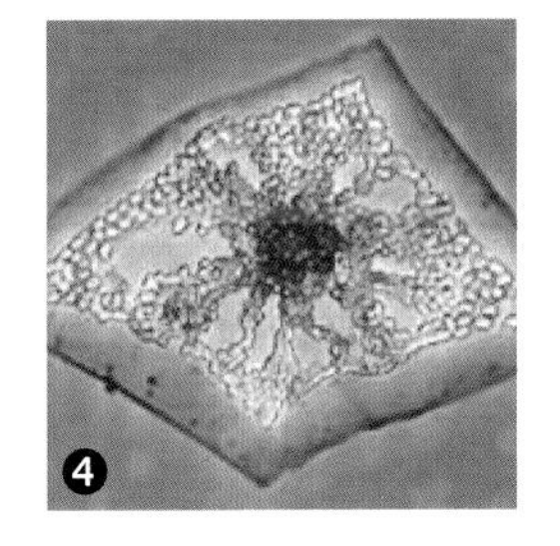

❶ 角毛藻。
❷ 菱形海線藻。
❸ 史密斯雙壁藻。
❹ 盒形藻。
這四種藻都屬於矽藻植物門，細胞壁富含矽質，且矽質壁上具有排列規則的花紋。廣泛分布台灣全省之沿岸、漁港、河口等。（圖片提供／周宏農老師）

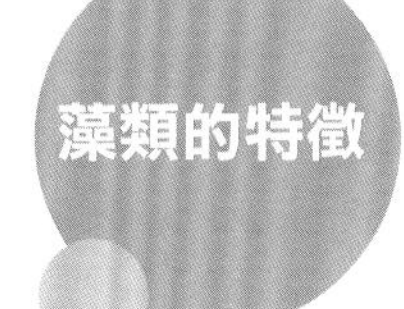

藻類目前已從植物界分離出來，歸屬於原核生物界及原生生物界，其主要特徵如下：

1. 不開花，無果實和種子之構造。
2. 無維管束組織。
3. 沒有根、莖、葉之分化。
4. 生殖器官無特化的保護組織，常直接由單一細胞產生孢子或配子。
5. 無胚胎之形成。
6. 體型差異大，不同藻類之間，其大小、型態、色彩變化多端，有的是極小的微生物，需用顯微鏡才能看到；有的則是長達數十公尺的巨囊藻。

（資料來源：黃淑芳老師）

大型藻

海中的大型藻一般稱為「海藻」，就是我們肉眼可以看到的，像是海帶、紫菜等等的藻類。各種藻類含有特定色素，因此藻類常因所含色素的種類或是量的不同，而顯現特殊的顏色，大部分的藻類便以它所表現的顏色來命名，分成綠藻、褐藻、紅藻。

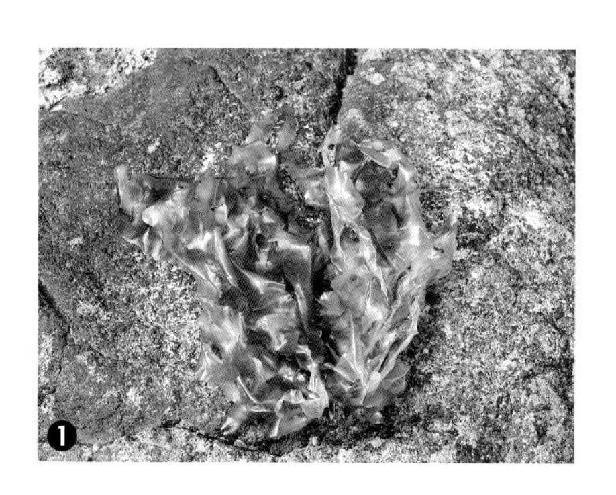

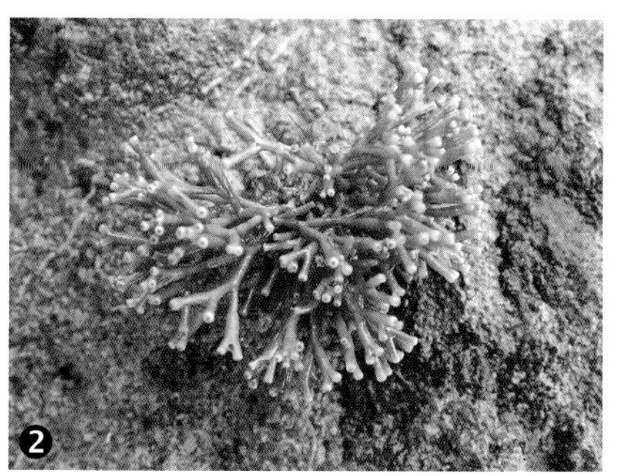

❶ 3月份的海邊，可以看到大片的石蓴，它們隨著浪花的拍打，鋪滿了海岸的礁石上，像是一片美麗的綠色地毯一樣。

❷ 白果孢藻是常見的紅藻。

依生長方式分為「浮游」與「固著」兩類

藻類的生長環境大多數在海中，海洋中的藻類種類最多，依其生活方式則可分為行浮游生活的「浮游藻類」，及生活在固著環境的「固著藻類」。

浮游藻類

只要漂浮在任何水中的藻類都算是浮游藻類，這些藻類的結構，大多是屬於單細胞，個頭相當細小，最小的藻類，直徑只有1～2微米，光靠眼睛是看不見的，必需藉助顯微鏡才能觀察到它那細小的身影，因而常常被稱作「微藻」或「微細藻」（Microalgae）。假如有很多很多的浮游微細藻聚集在一塊，憑著肉眼也只能看到水體呈現出來的顏色。

影響浮游藻類生長的環境因子中，包括：光線、水溫、鹽度及營養鹽，其中又以光線及營養鹽的影響較大。

光線：在海洋中，光照強度會隨著緯度，雲層厚度，和水深而改變，這些現象限制了浮游藻類的垂直分佈，而在全世界的海洋中，只有陽光能到達的水層才有浮游藻類的蹤跡。除了垂直分佈，光照也影響浮游藻類的季節性變化，以北臺灣為例，冬季由於雲層覆蓋，日照量遠低於夏季的水準，於是浮游藻類的光合作用速率減緩，水中浮游藻類的數量也很稀少。

❶❷❸❹顯微鏡頭下的各種微細藻：橢圓螺旋藻、柵藻、點形粘球藻、單角盤星藻斯特氏變種。（圖片提供／周宏農老師）

❺陸地上的岩石在風化之後，就會溶出營養鹽進入河湖之中，供浮游藻類利用。

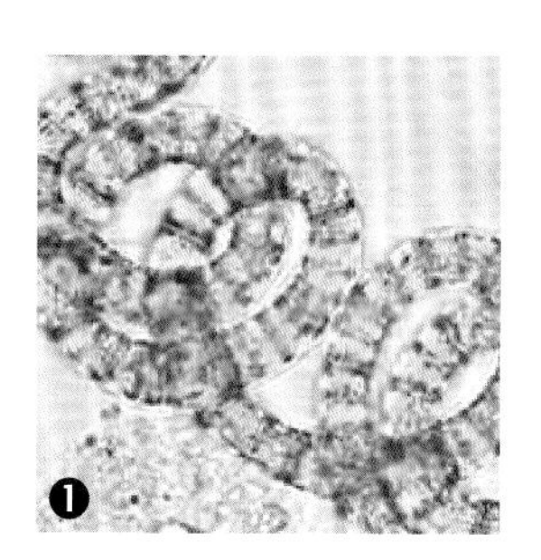

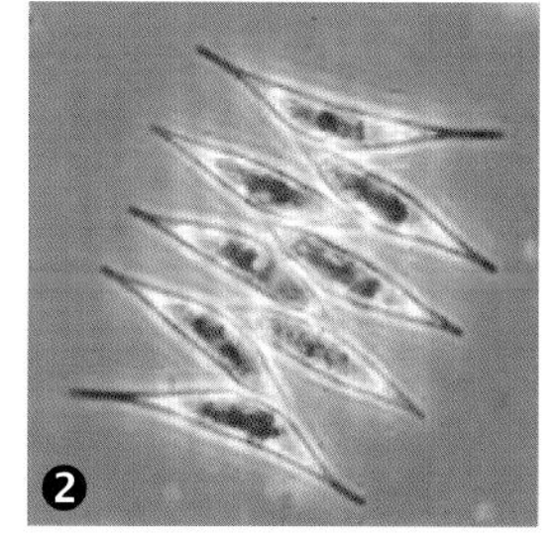

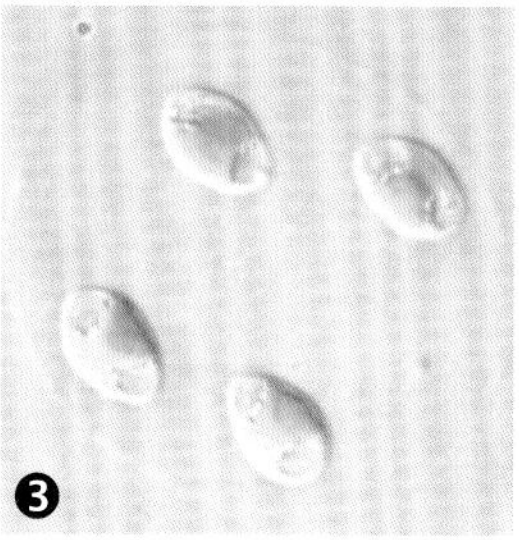

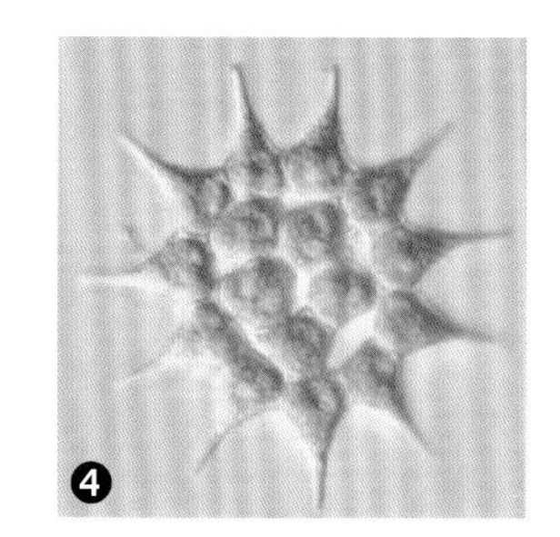

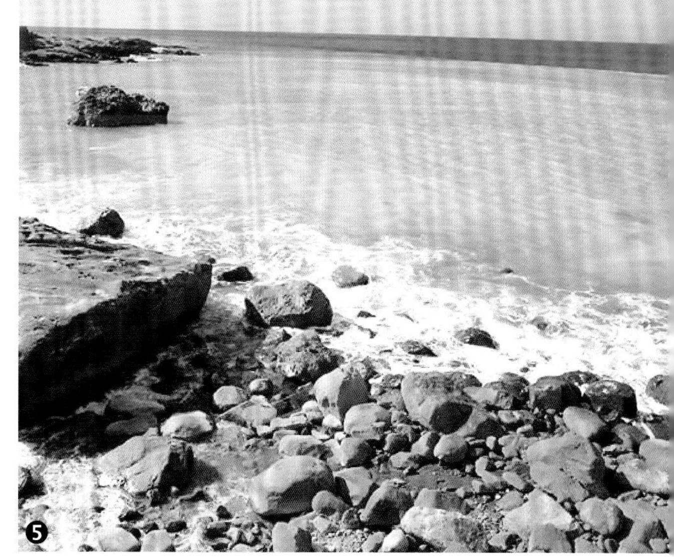

營養鹽：提供了細胞結構上的重要組成元素，例如：含氮營養鹽類提供了建構蛋白質所需的氮元素，磷酸鹽提供了建構核酸所需的磷元素，而矽酸鹽則提供矽藻細胞壁所需之矽，營養鹽的來源則包括：

1.陸源的沉積物

主要是陸地上的岩石在風化之後，就會溶出營養鹽進入河湖之中，再加上人類因施肥等活動釋出的營養鹽，最後都會進入海中供浮游藻類利用。

2.海洋深層所累積的營養鹽

來自海洋生物本身，不論是浮游藻類或小魚小蝦，身體中都含有氮、磷、矽等元素，這些體內的元素經由排泄，或是死亡後屍體被細菌分解等過程，便以營養鹽的形式，再度溶解在海水中，藉由風浪的攪拌或是湧升流的作用，將深層累積的營養鹽送回到海洋表層，供浮游植物利用。

固著藻類

指的是會附著在基質上生長的藻類。其中包括了單細胞的附著藻類，像是我們養殖海水魚，有時候太久沒有清洗，在水族缸壁上，會長出咖啡色或黃褐色的一層附著物，這層附著物很多是屬於單細胞的矽藻。

還有一群多細胞、體型很大的藻類，這些大型固著藻類，就是人們所通稱的「海藻」，最大的海藻長度可以達到60多公尺，有類似海中森林的規模存在。

一般來說，生長在寒、溫帶海域的海藻體型比較大，例如：加州的溫帶巨囊藻（*Macrocystis sp.*）；但臺灣位於亞熱帶，四周海域較溫暖，因此沒有巨大海帶生長，只有馬尾藻體型較大，體長可達2～3公尺。

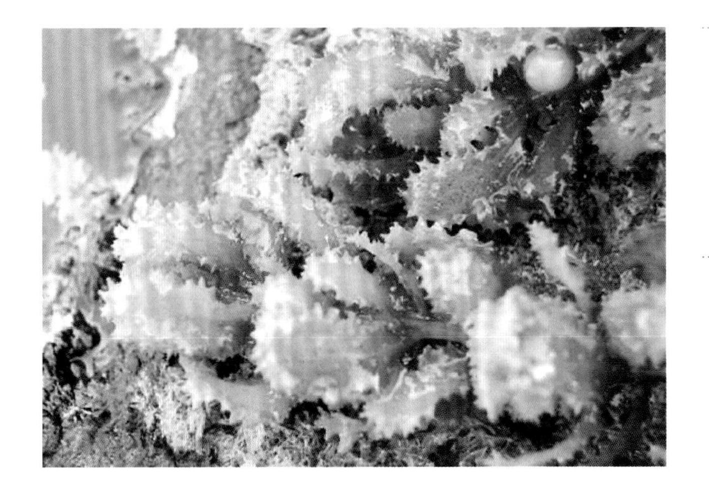

・這是厚葉馬尾藻，大型海藻會隨著不同種類，而有膜狀、葉片狀、長條狀、球狀、分枝狀、羽毛狀等不同的外觀和體型。

海藻與海草是不同的喔

很多人常常把「海藻」誤認為「海草」，其實如果仔細觀察，您會發現海草會開花，也有輸送水分、養分的導管與篩管，是歸類於比較進化的「維管束植物」，所以「海藻」與「海草」是不同的，它們分別屬於不同的植物門。

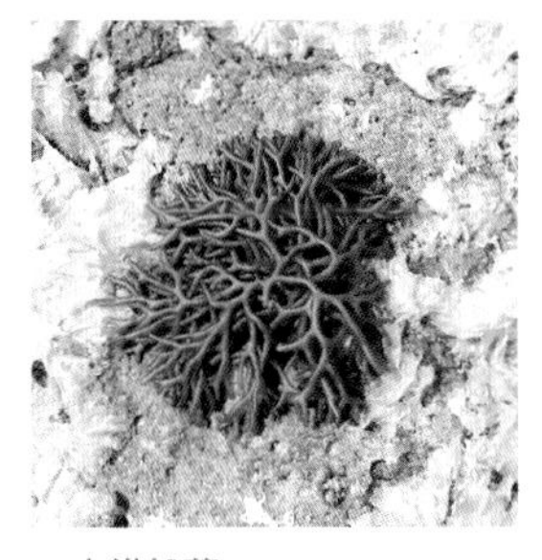

・交織松藻。

海藻的構造非常簡單，它只是由一些細胞所組成的葉狀構造，既不會開花，也沒有果實，更不會產生具有外殼保護的種子，根本沒有真正的根、莖、葉構造，也不具有維管束組織。故有的分類學家特將它從植物界分離出來。

大型海藻不像陸地上大多數的植物一樣，有明顯的根、莖、葉以進行不同的生理功能。藻體大多由環境中直接吸收養分，並不受限於特殊部位。比如像馬尾藻具有類似「根」、「莖」、「葉」及其分化構造，其中「氣囊」是為了幫助藻體在水深數公尺下能向上浮起並直立生長，以便接受更多日光照射。

它們也沒有果實或種子來傳宗接代，但會在假葉的表層形成囊胞狀突起，我們稱為孢子囊或配子囊，裡面則藏有能夠繁殖後代的孢子或雌、雄配子，等到時機成熟，釋放出的孢子或接合子，並隨著海流找尋新的適當附著地點，利用固著器附牢在海底的基石上，然後發芽形成新的藻體。

2 藻類的分類

植物的分類是依據型態構造、生殖方式、色素種類、光合作用產物、細胞壁成分、鞭毛數量、著生位置及細胞核的有無等等。可約略將藻類分為10個門，如藍綠藻門（Cyanophyta）、原綠藻門（Prochlorophyta）、綠藻門（Chlorophyta）、輪藻門（Charophyta）、裸藻門（Euglenophyta）、金黃藻門（Chrysophyta）、甲藻門（Pyrrhophyta）、隱藻門（Cryptophyta）、褐藻門（Heterokontophyta）及紅藻門（Rhodophyta）。現今分類又依不同見解理論分為12個門～15個門。本文針對大型海藻分類，大型海藻常見有四個門。以下簡單介紹各門的特徵與特性。

▪ 藻類的分類

植物門	色素	光合產物	細胞壁	鞭毛	細胞核	附註
綠藻植物門	葉綠素a、b αβ-胡蘿蔔素 葉黃素	澱粉	纖維素	2根等長前端	有	廣分佈，水陸皆有，全世界海產綠藻約有1200種。
褐藻植物門	葉綠素a、c 藻褐素 β-胡蘿蔔素 葉黃素	褐藻澱粉 甘露醇	纖維素 褐藻膠	2根不等長側生或無	有	99.7％海產，全世界約有2000種。
紅藻植物門	葉綠素a、d 藻紅素 藻藍素 αβ-胡蘿蔔素	紅藻澱粉	纖維素 紅藻膠 或石灰質	無	有	98％海產，全世界約有6000種。
藍藻植物門	葉綠素a 藻藍素 藻紅素 β-胡蘿蔔素 葉黃素	肝醣、藍藻澱粉	醣蛋白纖維素	無	無	大多淡水（75％）少數海產

（資料來源：台灣海藻資訊網。黃淑芳老師）

藍綠藻 Cyanophyta

藍綠藻和細菌一樣，都是地球上起源最古老的生物之一，距今約30億年前就出現。它們都沒有細胞核或其他胞器，它們的染色體和色素會均勻分散在細胞質中，因此與細菌都稱作「原核生物」。藍綠藻到目前為止，尚未發現有性生殖，單細胞個體則以分裂生殖為主。

分佈：藍綠藻生存的範圍非常廣泛，如雪地、極區（－60℃）、極酸、極鹼或貧養的水、沙漠、石頭縫、85℃度的溫泉等，他們亦共生於地衣、原生動物、變形蟲、水生蕨類、熱帶植物的根、海葵及許多其他寄主內。（由於膠質鞘保護）

型態：藍綠藻是地球上最早出現的光合生物，細胞結構非常簡單原始。

用途：藍綠藻可促進人體細胞新陳代謝、增強免疫、還有降低血脂和膽固醇等功能，對於人體健康有很大的作用。

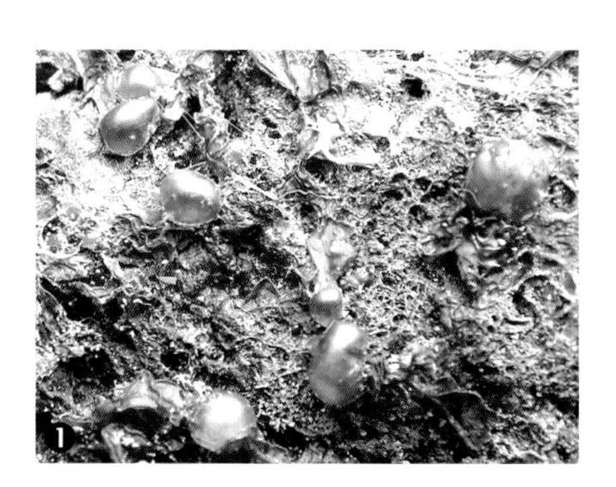

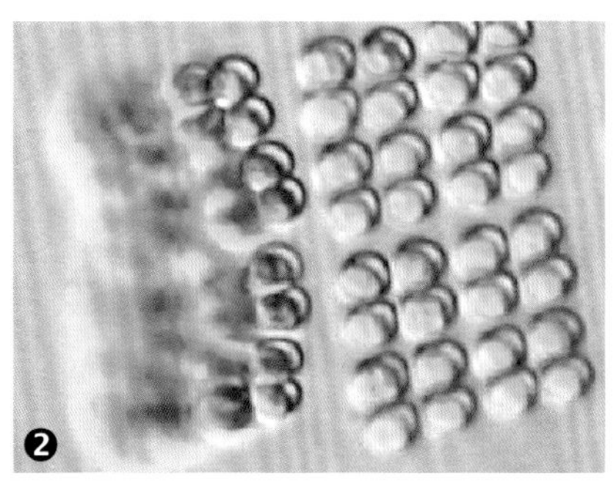

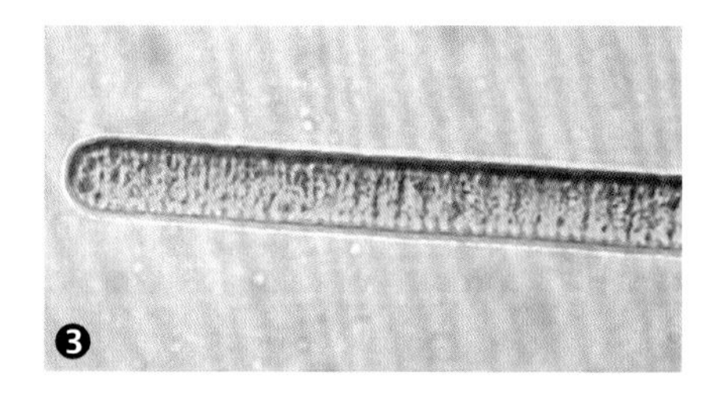

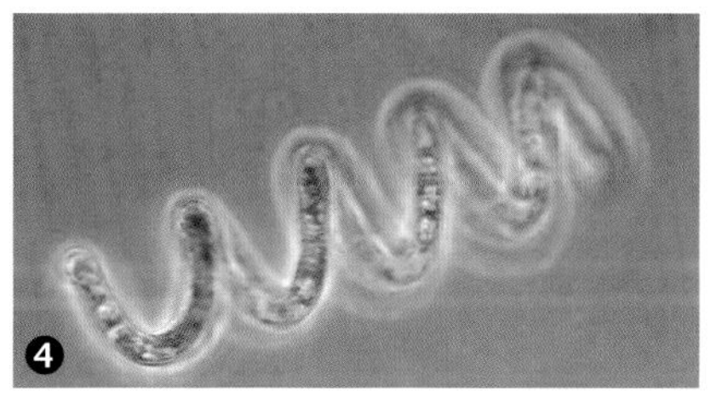

❶ 亞得里亞瘤皮藻。

❷ 棋盤藻。

❸ 泥生顫藻。

❹ 極大螺旋藻。

藍綠藻大都以單細胞形式存在，細胞大小約2微米以下與細菌相當；部分種類的細胞會聚集成絲狀群體，但未有細胞分化的情況；外表常有一層膠質鞘。（圖片提供／周宏農老師）

綠藻 Chlorophyta

分佈：綠藻分佈很廣，其型態千變萬化，通常呈鮮綠色，由於所含葉綠素a和b之比例與高等植物十分相近，光合作用產物為澱粉，細胞壁也是由纖維素所組成，因此一般認為綠藻與陸生植物之演化有密切關係，而目前臺灣地區所產的綠藻，其分佈廣泛，水陸皆有，以下為台灣常見的綠藻：

型態：1. 單細胞型：如單胞藻、綠球藻、新月藻。

2. 群體型：如實球藻、空球藻、團藻，由許多綠色細胞集合而成，但細胞無分化現象 。

3. 絲狀型：水綿、波髮藻、間生藻。

4. 膜狀型：石蓴、青海菜、滸苔。

用途：部分綠藻有抑制血壓上升、排除人體內的毒素、減少癌細胞增殖等功能。一般綠藻屬鹼性食品，可協助調整體質，增強身體免疫力。

褐藻 Heterokontophyta

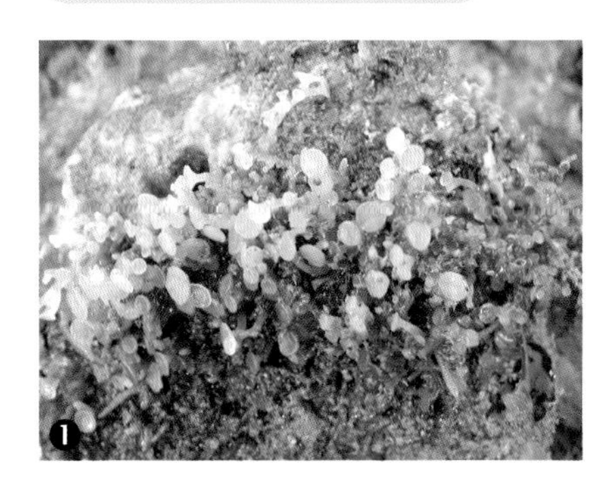

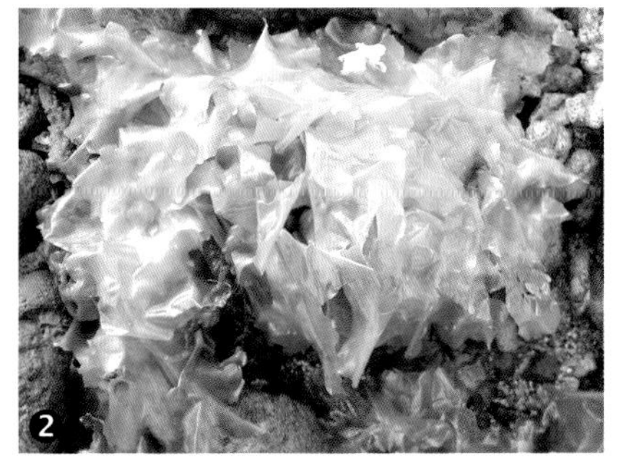

❶ 盾葉蕨藻大都呈鮮綠色，有匍匐莖與葉狀小枝，匍匐莖下方則生成假根附著於礁石上。常被用來作為海水水族箱的造景材料。

❷ 石蓴為台灣潮間帶最常見到的海藻。藻體薄葉狀，呈草綠至鮮綠色。外型會隨種類而有不同，小者約1~2公分，大則可長達 1公尺以上，並以盤狀固著器附著於礁石之上。

褐藻 Heterokontophyta

台灣產的褐藻，將近有100種，99%以上均為海產，褐藻除了葉綠素a、c、胡蘿蔔素及葉黃素外，大多含有黃橙色的藻褐素（fucoxanthin），其細胞壁含藻膠物質，具有膠狀或濃稠之特性，體型較為粗大，可長至60多公尺，大量繁殖時形成海洋森林或藻海，但是台灣四周海域較溫暖，故無巨大海帶生長，僅有馬尾藻在每逢3、4月時常形成小型「馬尾藻海」。

型態：1. 絲狀：水雲。

2. 葉狀：褐舌藻、小海帶。

3. 分枝狀：馬尾藻。

4. 扇狀：團扇藻。

用途：部分褐藻可提出褐藻酸，可做食品添加劑、乳化劑及培養基。

馬尾藻藻體黃褐色，有主軸、枝、葉、氣囊及生殖托等較進化的器官。中國半葉馬尾藻每年2～4月在澎湖觀音亭海域會形成馬尾藻林，也常被當地居民採收。

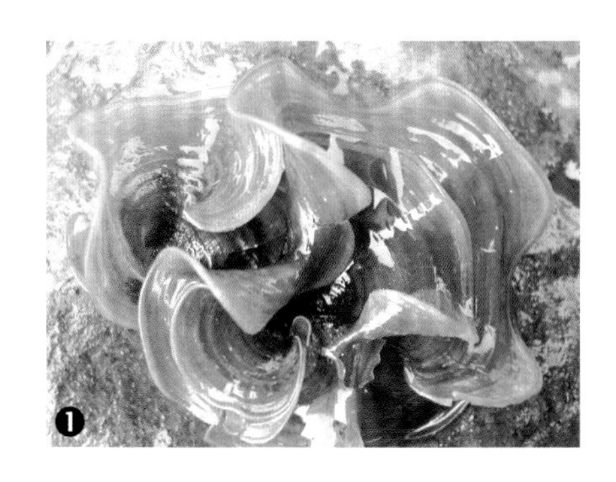

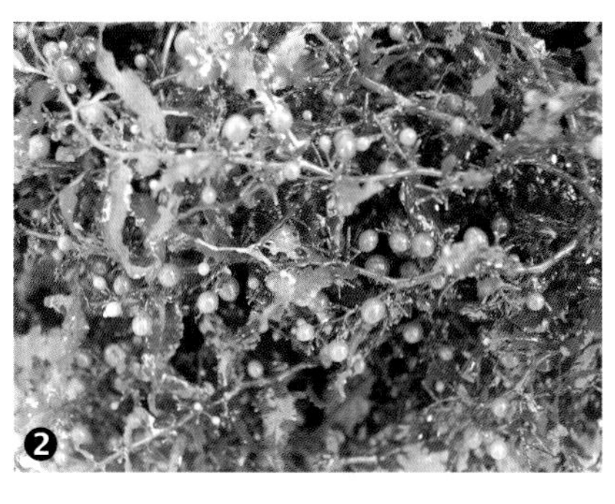

❶ 南方團扇藻，藻體黃褐色至灰白色，呈圓扇狀，具有同心圓的紋路。

❷ 馬尾藻可以稱得上是台灣體型最大海藻，最長可達2~3公尺以上。

紅藻 Rhodophyta

紅藻的色素體除含葉綠素a 、葉綠素d、葉黃素及胡蘿蔔素外，還含有藻膽素（*藻紅素phycoerythrin 及藻藍素phycocyanobilin*），故藻體多呈現紫紅、玫瑰紅、暗紅等顏色。

分佈：由於藻紅素可以吸收葉綠素無法吸收的青綠光，因此紅藻比其他藻類生長在較深的海域，有時甚至深至200公尺處，目前臺灣產的紅藻約有261種以上，而紅藻也約有98%以上是屬於海產。台灣常見的紅藻有：紫菜、石花菜、龍鬚菜。

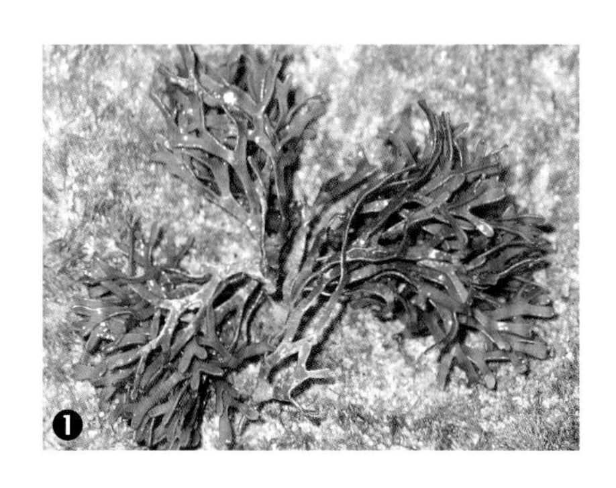

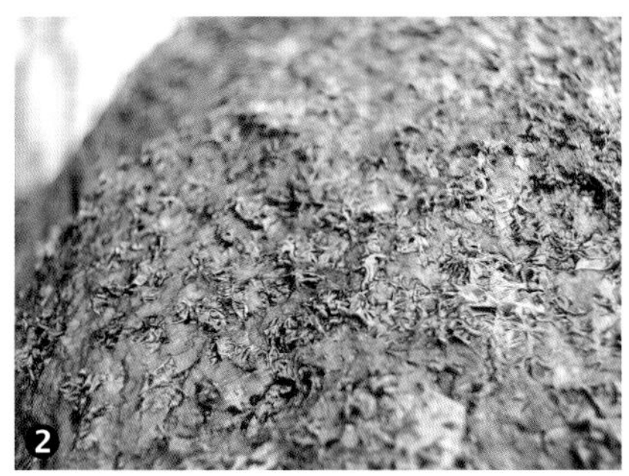

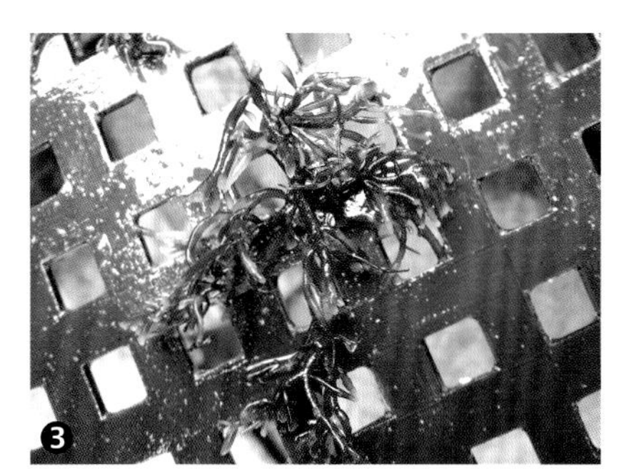

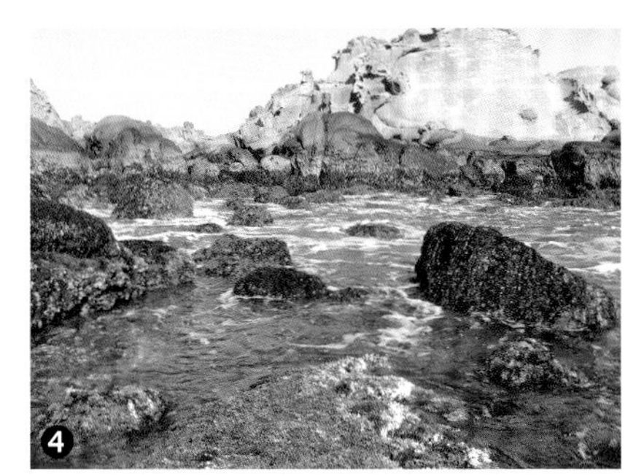

❶ 扁乳節藻。

❷ 紫菜為本省主要的食用海藻之一，分佈於台灣東北部海域與澎湖，其中澎湖姑婆嶼被視為紫菜的生長聖地。

❸ 龍鬚菜是本省主要的經濟海藻之一，是九孔的飼料來源之一，大量養殖於西南沿海的魚塭中。

❹ 圖為基隆和平島凸出的礁石上長滿石花菜，為本省東北角沿岸主要的經濟海藻。（圖片提供／社寮社區發展協會）

3 小小奇兵立大功——生態環境與藻類

海藻是海洋中非常重要的一群生物。由於能夠產生氧氣與製造食物，因此它們扮演著「生產者」的角色。

海洋食物鏈的起點

許多的海洋生物，如魚、蝦、蟹及貝類以矽藻等藻類為主食，因此，水體中浮游藻類的豐富程度，可以決定魚或其它經濟水生動物的產量。

藻類植被聚集形成的隱藏空間對許多小動物而言，同時又是棲息、產卵和避難的處所，有些動物如海馬、海龍等，會模擬成海藻的外型，或演化出與海藻相同的顏色，來達到欺敵，以及保護自我的效果。

＊矽藻 → 橈腳類 → 魚蝦 → 大魚 → （捕食者）人類

大氣中氧的重要來源

絕大多數藻類具有葉綠素a，和陸上的植物一樣，可以藉由體內的葉綠素直接吸收光線，進行光合作用。

藻類透過光合作用，產生的氧是大氣中氧的重要來源。此外也能夠利用太陽光製造有機物質，每年生產的有機總碳約為13.5×10^{10}噸，並不會比陸生高等植物生產的遜色。

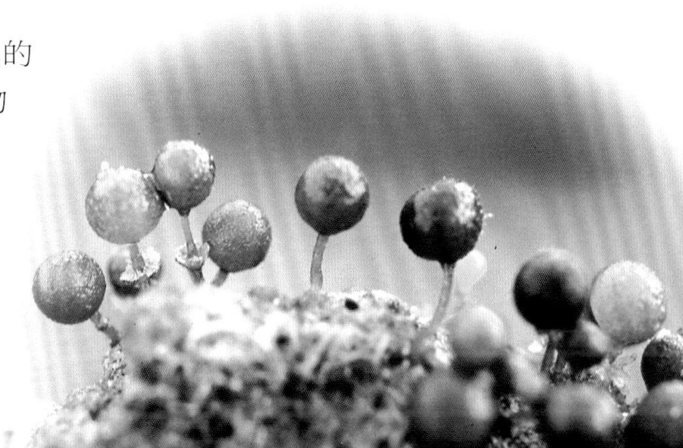

．球軸球藻，和陸上植物一樣有葉綠素a透過光合作用，產生的氧是大氣中氧的主要來源。

藻類必須在有光照的環境下，才能進行光合作用，因此大都生長在潛水域，只有極少數的種類，可以在天然純淨的海洋中，生長於100～250公尺深的海底。

其實來自海洋表層100公尺內的每一滴水，其中都含有數千個自由漂浮的微細藻類，這些單細胞微藻包括矽藻與其他藻類，居住的地區佔據了地球表面的四分之三。全球行光合作用的生物所含的碳有6000億噸重，而浮游植物占的比例卻不到其中的百分之一。這片隱形森林個兒雖小，不過一點也不妨礙它們在地球上最關鍵的自然循環中，記上重要的一筆。

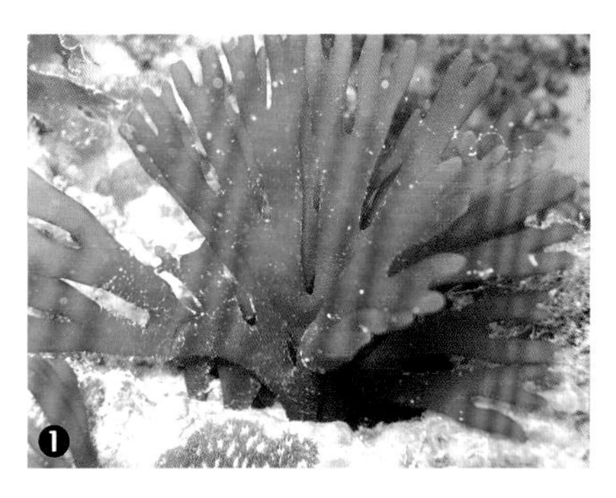

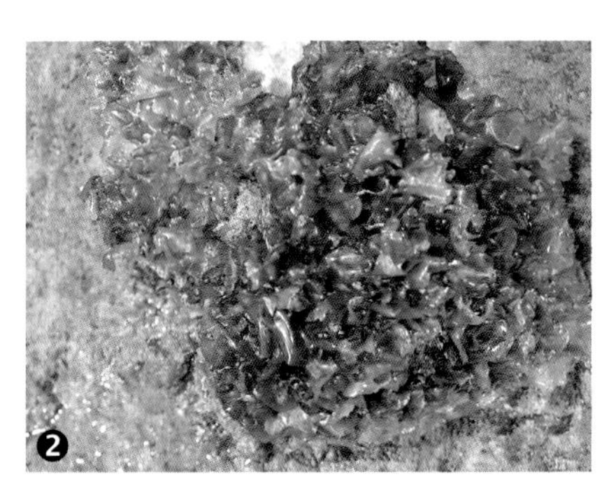

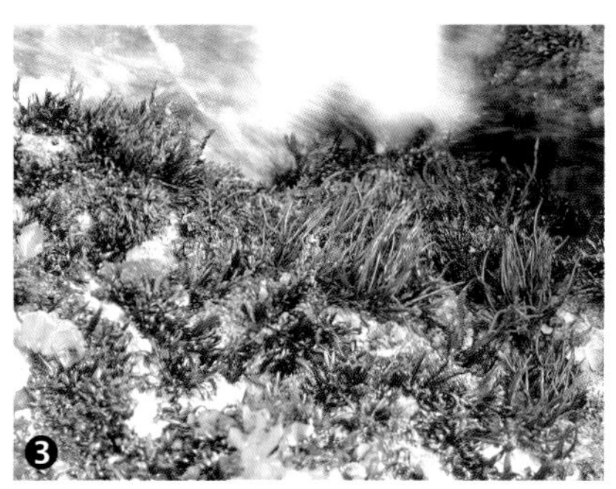

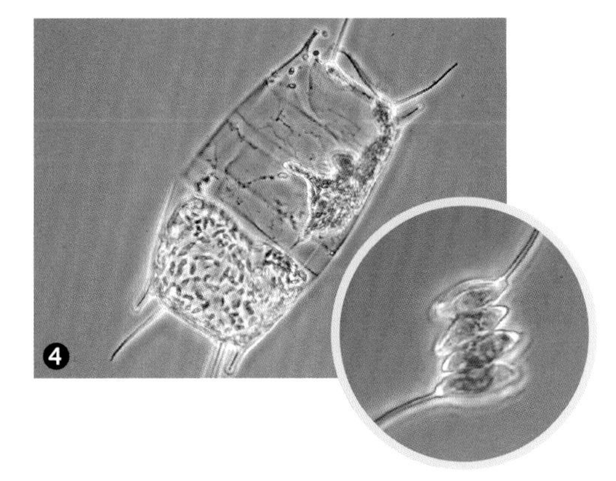

❶扇型膜囊藻與❷牡丹菜，生長於純淨的海洋中。（圖片提供／黃淑芳老師）

❸潮間帶的海藻，洶湧浪濤沖刷下生氣澎渤。（圖片提供／社寮社區發展協會）

❹盒型藻由側面看起來像方盒子，細胞的橫斷面呈橢圓形。細胞中綠色的小點是它的葉綠體。細胞的直徑為30～107微米。殼片呈圓凸狀，有大量的矽化，有4個刺，細胞兩端各有兩根毛。右為龍骨柵藻。（圖片提供／周宏農老師）

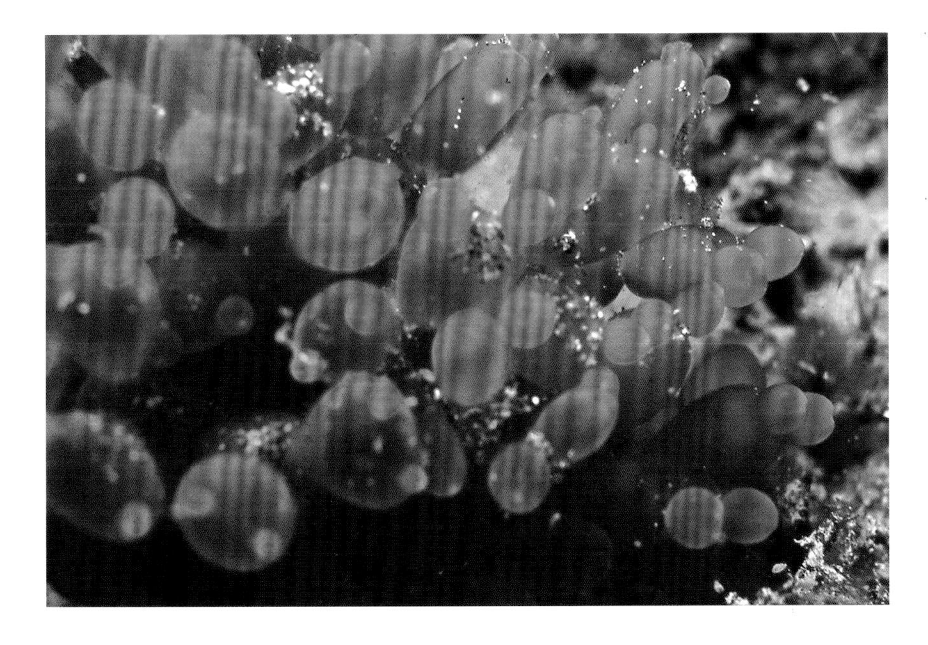

・唸珠鮮奈藻屬於海洋性紅藻，對海水溫度及營養鹽的改變非常敏感。（圖片提供／黃淑芳老師）

有效緩解溫室效應

嚴格說來，海洋浮游微藻活動的最大效應，就是它們對於氣候的影響：這些身形奇小的海洋住民，能夠從大氣中擷取溫室效應氣體，即二氧化碳（CO_2），並將之儲存到海洋深處；但直到不久前，還只有非常少數的研究者對此有深刻的體認。

最新的衛星觀測及大型的海洋學研究計畫總算告訴我們，這些生物對於全球溫度、海洋環流與營養鹽豐富度的改變，是非常敏感的可做為氣候觀測的重要參考。

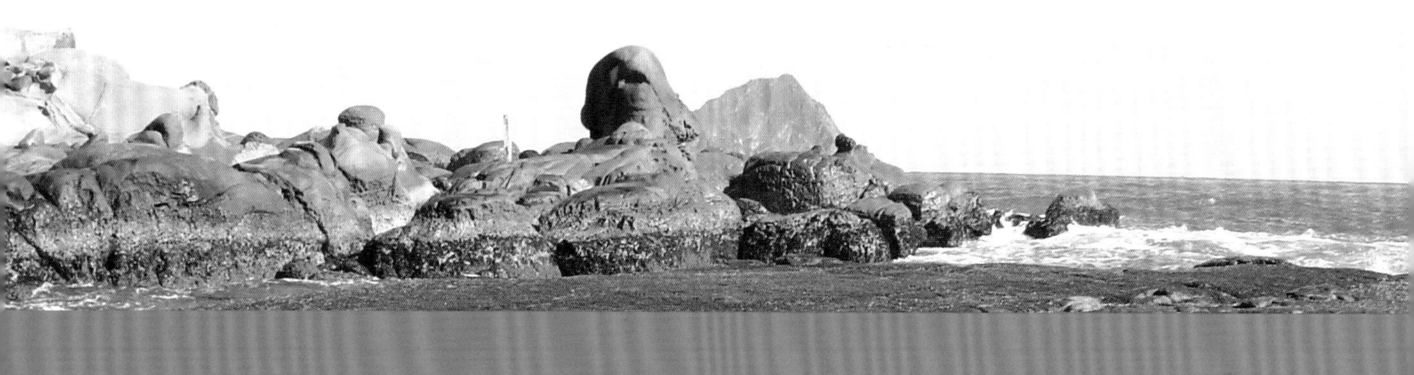

藻類與人類日常生活息息相關，
一般日常生活都有其各種衍生品，
只是大部分人不知道，這小東西天天與人們黏在一起。

其實許多的大型海藻、淡水或半淡鹹水微細藻，
除了可直接食用、營養美味之外，
還可加工，利用提煉藻膠、萃取多醣物質加以應用。
做出牙膏、香皂、底片、肥料、衛生紙……例子不勝枚舉，

首先，讓我們從原生地——潮間帶出發，
教你認識各種藻類分佈，體驗採集樂趣，
一步步親近，天天與你如影隨形的藻類。

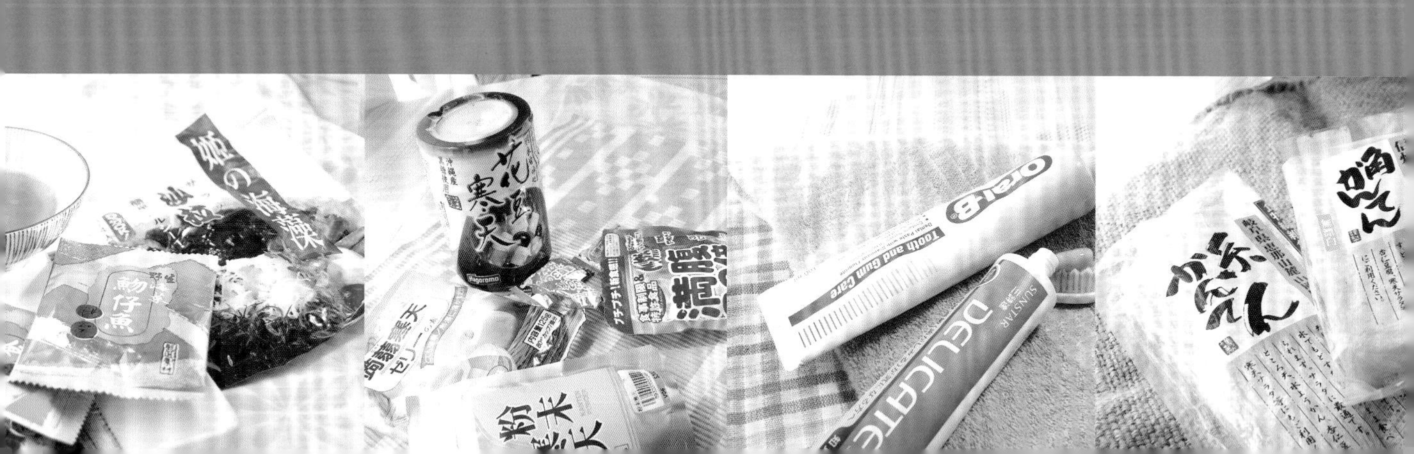

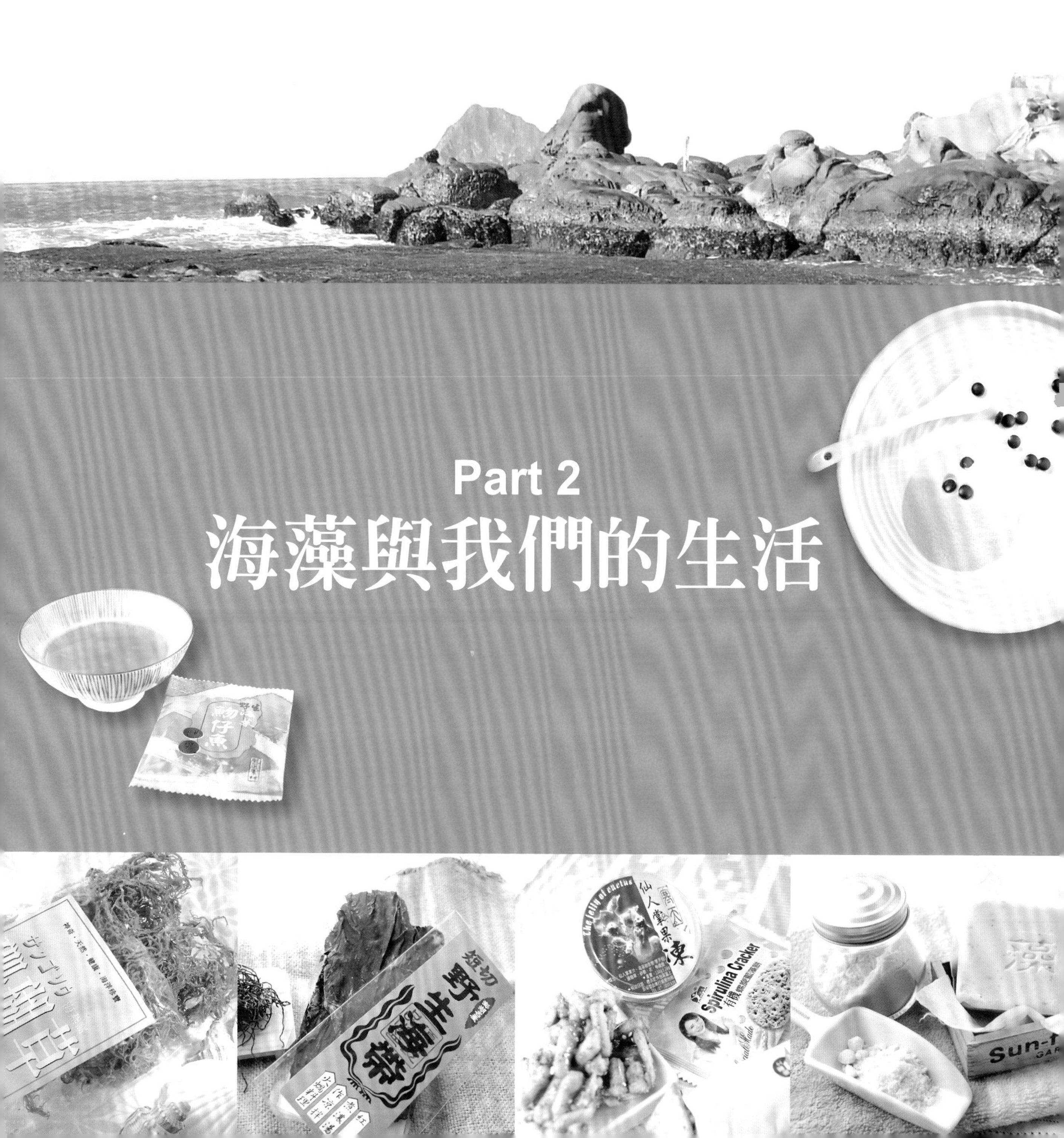

Part 2 海藻與我們的生活

1 什麼是潮間帶？

台灣四面環海，不乏良好的海藻採集與觀察地點，要採集海藻首先要對海藻的生長環境有所了解，那就是「潮間帶」。

「潮間帶」是指海洋與陸地交界之地帶，因受到潮汐影響，此地在漲潮時被海水淹沒，退潮時則曝露在空氣中。這是海水起落的過渡邊境，眾多水生生物的生活棲地，人們親近、認識海洋的窗口，也是最佳的海洋生態教室。

潮間帶的藻類分佈

▪ 潮間帶的各種藻類分佈

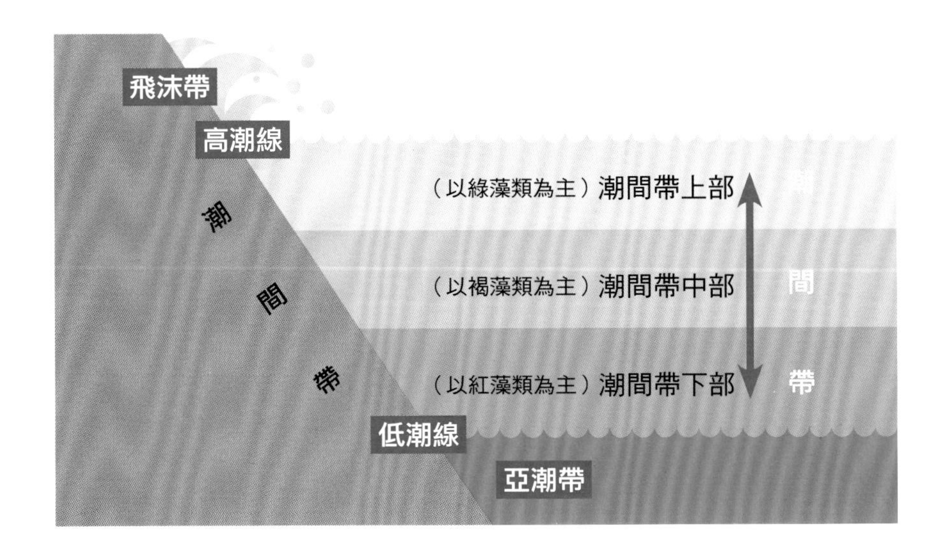

飛沫帶：只有海浪的飛沫打得到的海岸區域。

潮間帶：漲潮時覆蓋在海水下，退潮時暴露在空氣中的海岸區域。依潮汐大小可分為潮間帶上部、潮間帶中部及潮間帶下部。

高潮線：漲潮時的海岸，海水的最高處。

潮間帶上部：介於大潮與中、長潮漲潮時的潮間帶，多為綠藻類。

潮間帶中部：介於中、長潮與小潮漲潮時的潮間帶，以褐藻類為主。

潮間帶下部：小潮漲潮時可達的潮間帶。部分褐藻、紅藻皆有發現。

低潮線：退潮時的海岸，海水的最低處。

潮下帶（亞潮帶）：位於潮間帶以下，不露出水面的淺水區域。

在潮間帶上部多為綠藻，因綠藻只含葉綠素及胡蘿蔔素，其棲息地大都靠近陸地及水較淺之處。潮間帶中部以褐藻居多，而低潮線附近及深海部分，則多為紅藻。

紅藻因比綠藻多含藻紅素與藻藍素，它們比葉綠素更能有效地吸收藍、綠光，這種現象在潮間帶相當明顯。

一般而言，海藻多喜歡生長在硬底質的潮間帶，如：岩礁、珊瑚礁、礫石底質等海岸，尤其有潮池或蝕溝的地方。

‧潮間帶上部常見的綠藻：❶條滸苔、❷礁膜。

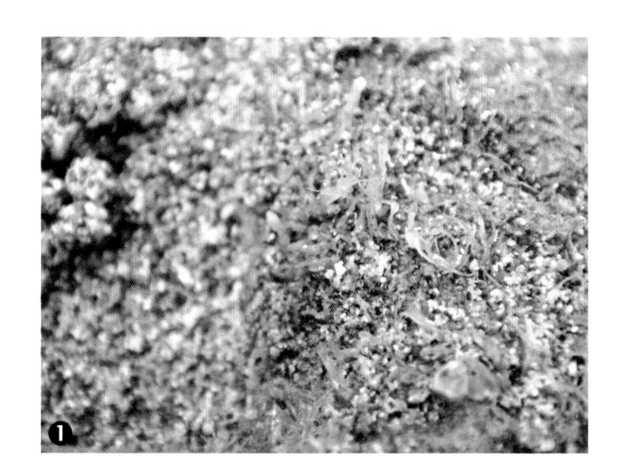

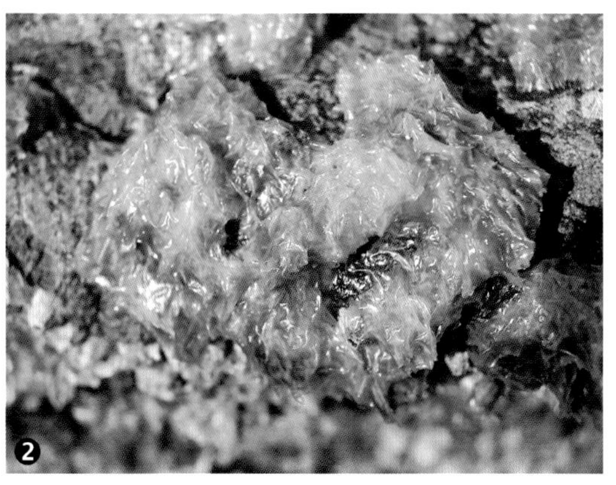

❶❷潮間帶常見的褐藻：潮間帶中部的網胰藻以及低潮線下的匍枝馬尾藻。

❸❹❺❻亞潮帶常見的紅藻：絨毛乳節藻、長枝沙菜、蘆筍藻、充滿耳殼藻。

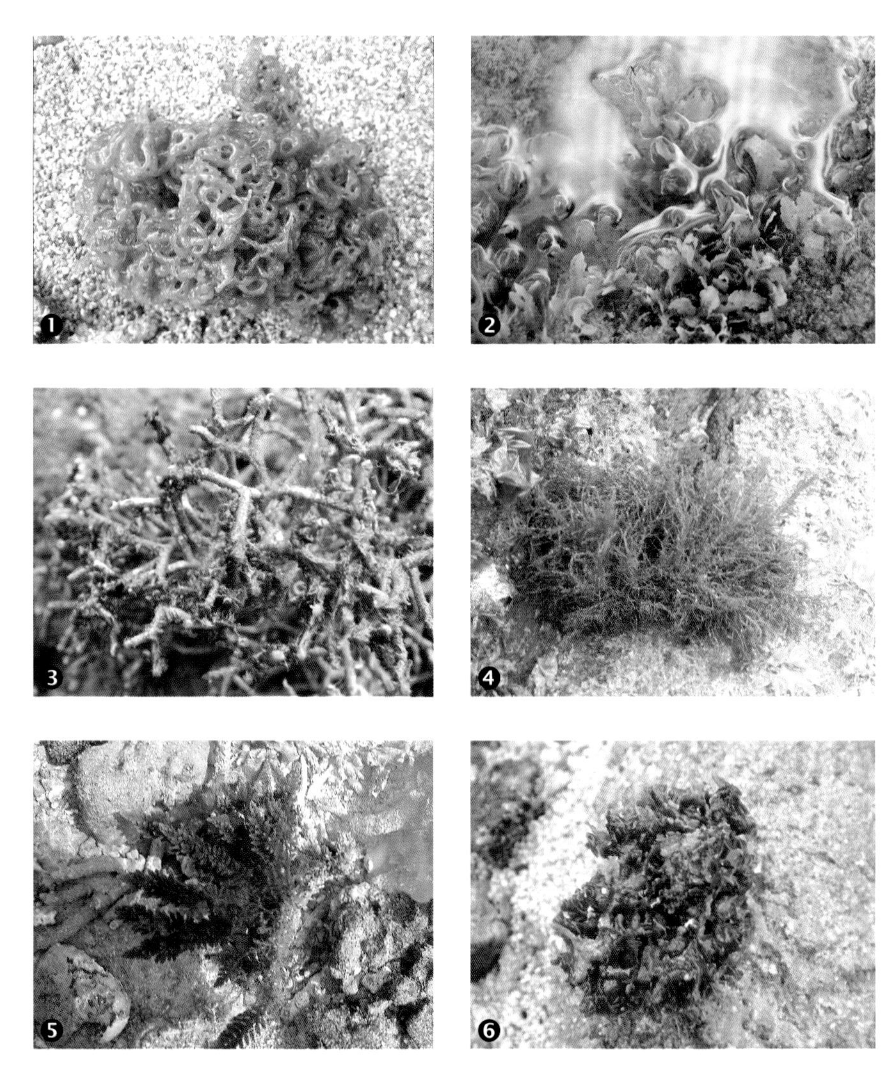

基隆八斗子附近的潮間帶，就屬於岩礁底質的潮間帶。另有軟底質的潮間帶，如沙灘、泥灘底質等，基質易被海浪沖刷流失，不適合海藻生長，淡水河口的紅樹林就是一例。

在潮間帶生態體系中，海藻實為該區水域一項重要資源，它是主要的基礎生產者，許多海洋動物的食物和棲息、攝食、產卵及避難的最佳場所，海藻的存在，對海洋生態系之平衡與穩定有很大的影響力。此外海藻也構成潮間帶及潮下帶上緣，美麗的海岸景觀，使海底點綴成五顏六色的麗緻世界。

由研究調查發現，魚類、無脊椎動物等海洋生物的豐富度變動，通常會隨著藻類在12～1月及7～8月之間呈現消長演替，藉由對藻類群相的觀察，進而充分瞭解魚類、無脊椎動物和藻類物種間的相關性及對環境的需求，以便有效管理潮間帶資源量，維護其生物多樣性，並保障資源的永續利用。

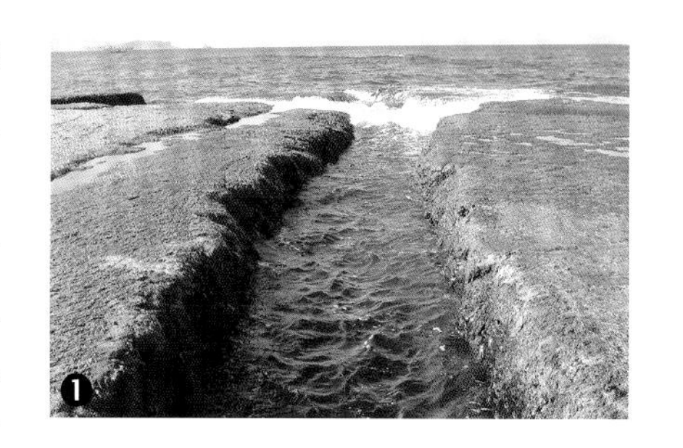

❶和平島海蝕溝，提供藻類良好生長條件。藻類為基礎生產者，除了可提供成為許多海洋生物的食物外，還可當作棲息、攝食、產卵及避難的場所。（圖片提供／社寮社區發展協會）

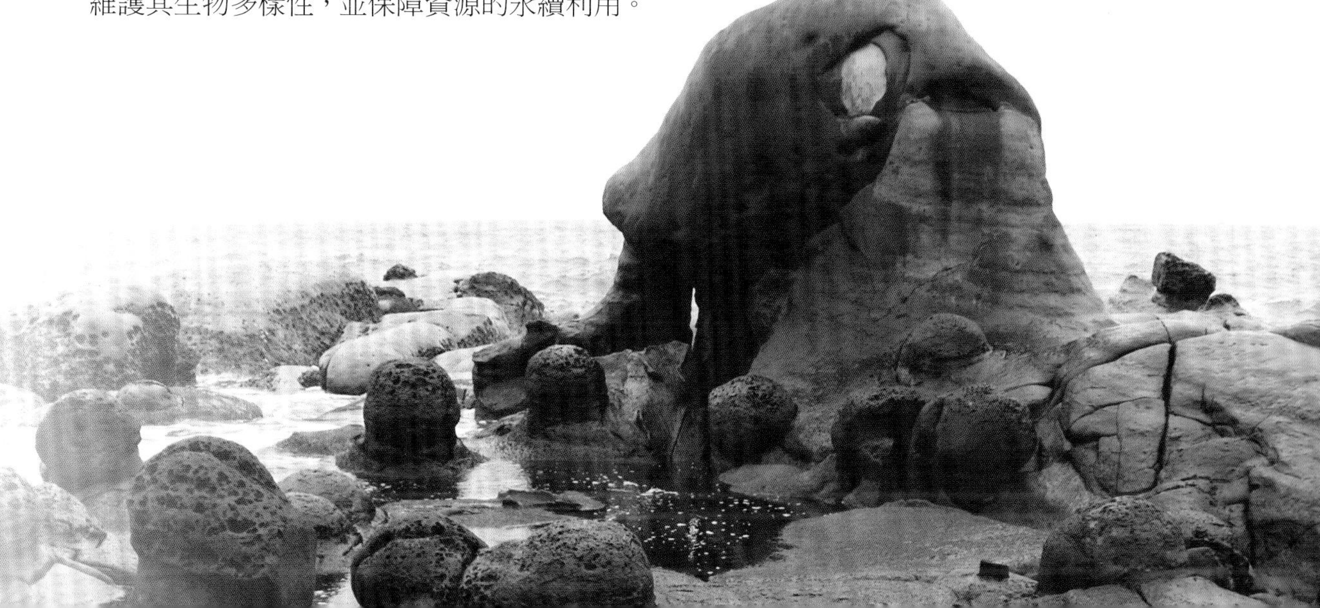

2 採集地點大推薦

臺灣四面環海，且各地海岸地形構造不同，因此採集地點，也有所不同。像南部的恆春半島主要由群狀珊瑚礁構成，海藻遍布蝕溝及石沼中，是理想的採集地點；北部及東北角亦有許多平緩的岩岸，採集海藻的合適地點也不少；離島澎湖、綠島、蘭嶼等也是不錯的採集地點。

西部、西北部海岸大部分是沙泥質海岸，不適宜海藻生長，所以並不是適當海藻採集地區。東岸為斷崖地形，也不適合採集海藻。**最理想的採集場所是礁岩岸地形**，可隨手採集或用工具將完整的藻體刮下，再分別裝入塑膠袋內。容易遺失或小型的、柔軟的、易脆的海藻，則在採得後，應分別放置於塑膠瓶或小塑膠袋內，方便個別處理。

❶ 和平島的礁岩岸平台，婦女利用簡單的工具就可將完整藻體刮下。（圖片提供／社寮社區發展協會）

❷ 沙灘或砂岸的海藻，大多是被潮浪衝上岸的，只須徒手撿取即可。

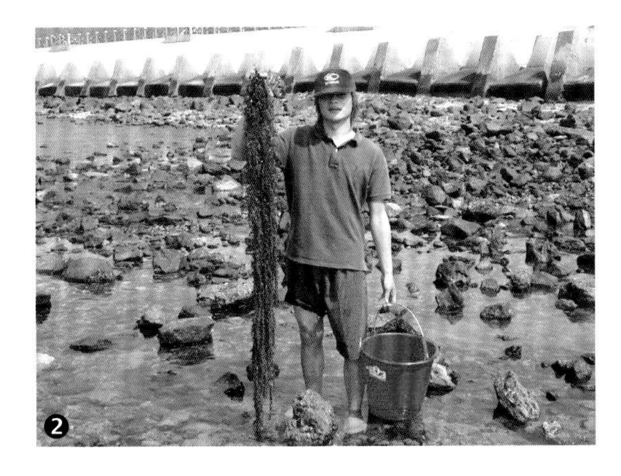

採集時間與工具

採集潮間帶海藻時，以大退潮時最為理想。退潮時間，會因不同地區及月份而稍有不同。採集前應先查明當地海水退潮時間為宜。潮下帶潛水採集時，則不受限制。請查詢中央氣象局全球資訊網（http://www.cwb.gov.tw/）之「漁業氣象」→「潮汐預報」。

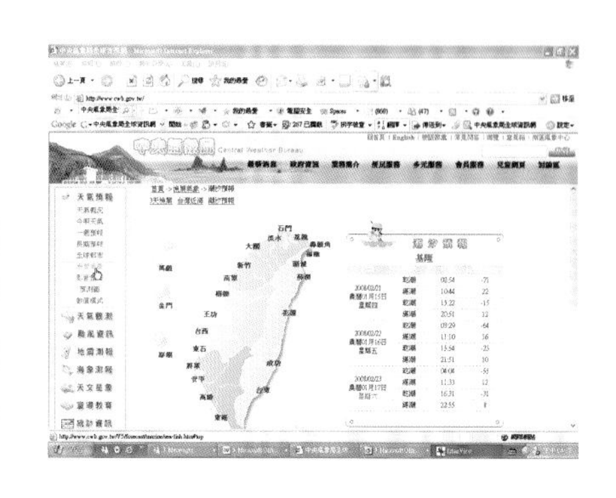

採集工具清單

以下是採集工具清單，看看東西都備齊了沒？

❶防滑鞋。（採集海藻：請務必穿著防滑鞋或膠底鞋，絕對禁止打赤腳或穿硬底鞋，避免滑倒或遭到割傷）

❷捲尺。

❸手套。

❹鉛筆、筆記本。

❺鹽度計、溫度計。

❻鐵鎚、湯匙。

❼水桶、塑膠袋。

❽數位相機。

註：採集地點為潮下帶時，請著潛水裝備。

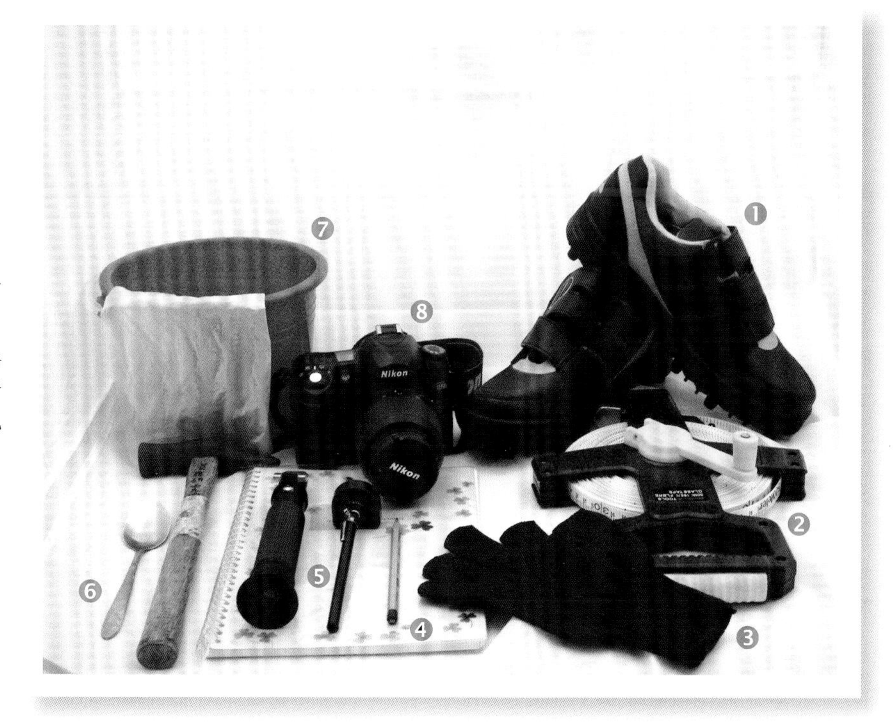

海藻採集後的處理

想要把新鮮海藻標本帶回家時，在回程途中應注意下列幾點：

1. 剛採集上岸的新鮮藻體，請放於塑膠袋或塑膠瓶中。
2. 為了避免受太陽直曬，導致溫度上升，使藻體腐敗，最好將裝有海藻的塑膠袋放入內合有冰塊或冰袋之保溫箱中，並請迅速帶回處理。
3. 返回目的地後，如果無法馬上處理時，應盡快將海藻攤開，置於陰涼處陰乾。脫水乾燥後，再放進新的塑膠袋內保存。若要用製作海藻標本時，再取出陰乾的藻體，先浸泡在普通自來水中，等恢復原狀後，再依海藻標本的製作方法去製成各式標本。
4. 含石灰質的海藻，可直接放入家中冰箱上層的冷凍室，要製作標本時，再取出，以淡水清洗後，置於室內，使其自然乾燥即可。
5. 切記，裝有藻體的塑膠袋不可重壓。

最好能註明採集地點、採集人、採集年、月、日。

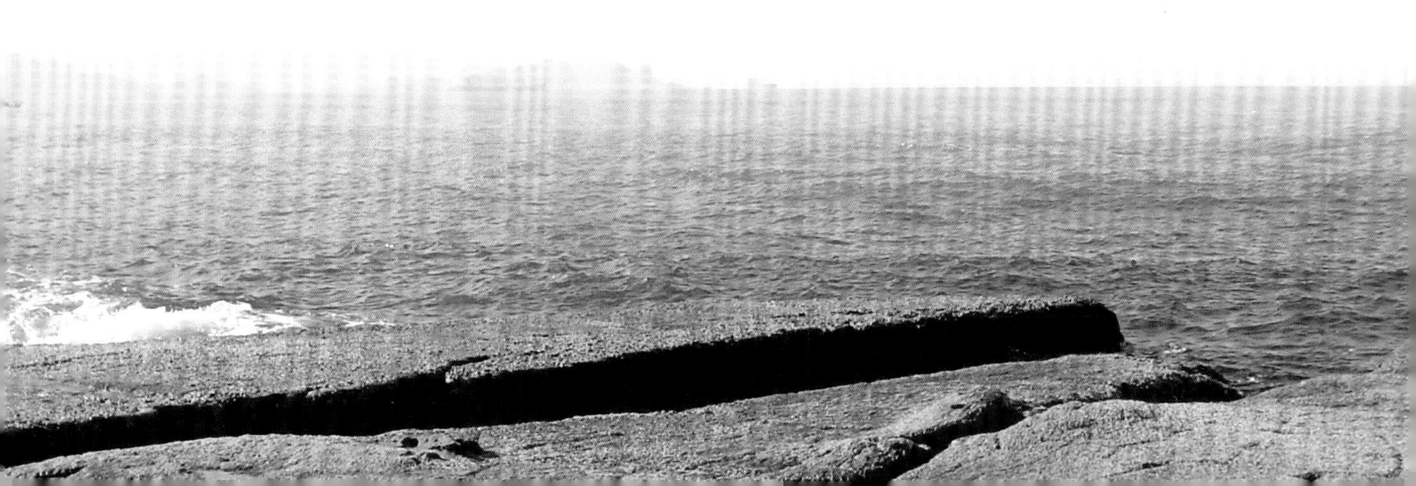

3 來自大海的禮物——藻類日常生活運用

據《史書》記載，靠海維生的中國人在2000年前，就發現了海藻這老天爺賞賜的海裡寶物。他們吃海藻，蓋房子時用海藻做糊料，甚至用海藻養牲口。

婦女們會在退潮的午後，帶著鐮刀、竹簍，到海邊刮點嫩嫩的海藻，回家加菜；收成好的時候，也會拿到市場販售，貼補家用。

許多的大型海藻、淡水或半淡鹹水微細藻除了直接食用、加工利用，還可以提煉藻膠、萃取多醣物質加以應用。人類直接、間接應用的例子不勝枚舉，在一日生活之所需中處處可見。

美白牙膏

打從一大早起床，您的習慣就跟海藻緊密結在一塊了。起床之後，盥洗刷牙時，大多數人使用的牙膏雖然品牌不同，但牙膏裡卻相同地都有海藻的蹤影，那是可以讓牙膏保持黏稠的秘密武器——褐藻膠（alginates）或者是角叉菜聚醣（Carrageenan）又稱為卡拉膠。

．像每天使用的牙膏，都含有從藻類提煉出來的藻膠吧！

香皂、海藻沐浴鹽

每天洗澡時，如果可以順便瘦身，會是許多肥胖者所欲知的佳音。海藻瘦身香皂和海藻沐浴鹽雖然沒辦法短時間瘦下來，卻可以在辛苦的瘦身計畫中有一輔助的效果，讓人每天一點一點健康地瘦。

・瘦身美人的最愛——海鹽香皂，讓妳每天洗完澎澎澡，都多瘦一點點！

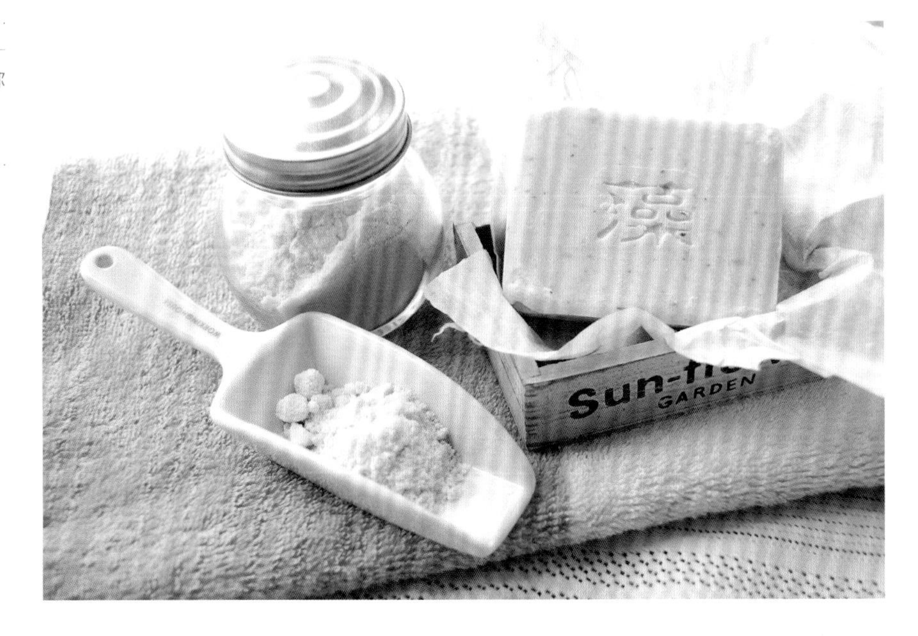

人工皮膚——藻膠

上班或全家出門旅遊行前，整理門面是必要的工作，尤其是女孩們的保養更不可少，這些瓶瓶罐罐化妝品裡頭，都含有保濕成分，其中重要配方，主角就是萃取自海藻細胞壁成分的藻膠。

特別是臉部的面子問題，萬一驚覺臉上發現青春痘，或者進行臉部雷射手術有小傷口時，不必慌，只要拿出人工皮，剪下符合受傷面積一小塊貼上，只需4～7天，您美麗的肌膚就能完好如初。

人工皮膚的主要成分也是褐藻膠，它能完整吸收受傷肌膚所滲出的組織液，等到人工皮吸收組織液導致膨脹突起時，再行更換新的人工皮膚。

保養品——面膜敷臉、海藻防曬乳液

臉上覺得乾乾缺水時，來片海藻面膜敷臉會是個不錯的選擇喔！因為裡頭含有海藻多醣，具有嫩膚美白功效。

大家都知道陽光中的紫外線是造成皮膚老化的主要原因之一，長期照射紫外線UVA（波長316～400nm），會使已存在表皮層的黑色素發生暫時性氧化，造成曬黑效果，而引起皮膚老化；而紫外線UVB（波長280～315nm）則會激化皮膚底層形成大的黑色素顆粒，最後遷移向角質層，引起黑（紅）斑。

日本學者平田在1979年，自紅藻中萃取其機能性成分，再經過純化精製後，此萃取物具有吸收長UVA 的功能。此外海藻萃取物具有良好水溶性、對皮膚沒有刺激性，在高溫80℃，pH值3～10 間具有相當良好的安定性及吸收能力，因此將海藻萃取液應用於水溶性的保養品中，勢必形成一股新的防曬風潮。

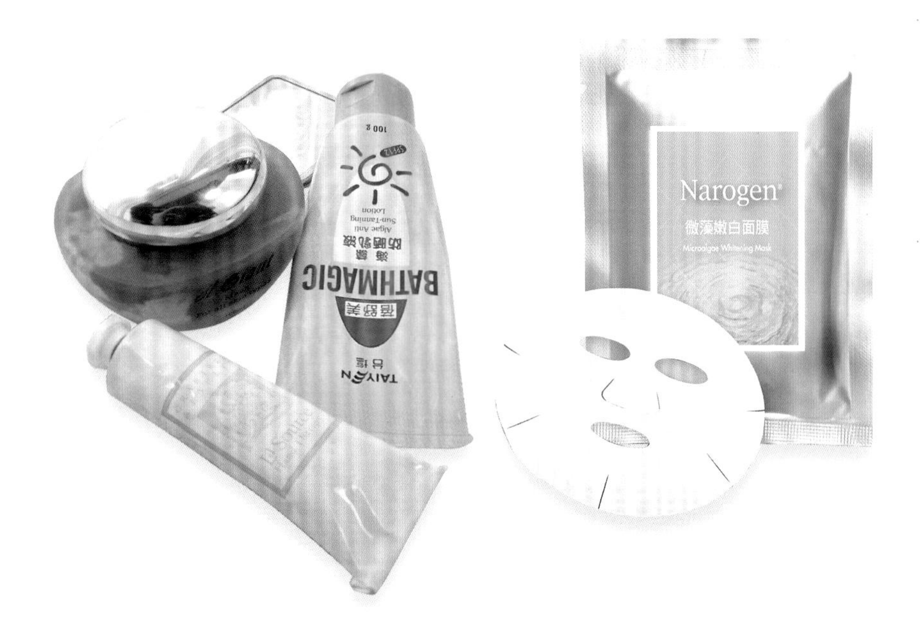

‧以海藻萃取液製成的防曬劑，具有吸收紫外線波長的特性，可降低紫外線對皮膚的傷害（微藻面膜照片提供/遠東生技）。

飲食——石花菜、珊瑚草、海帶

日常飲食中，可以吃到很多海藻料理。在甜點界裡常見的有果凍、布丁，其原料來源是洋菜（agar），洋菜的原料又來自於紅藻裡提煉出來的藻膠，東北角的石花凍就是最經典的代表，來自於石花菜。另外有「海底燕窩」美稱的珊瑚草，又稱為麒麟菜。

在台灣美食中，很多人喜愛喝的海菜魚丸湯，配上小菜類的魯海帶、涼拌海帶芽（裙帶菜）、海藻生菜沙拉、九層塔炒海茸等都是海藻烹調而成的美味料理。

隨著新時代的來臨，現代人愈來愈重視養生的觀念，也隨之帶起購買健康食品的風潮。

一日之計在於晨，但卻有很多人有不吃早餐的習慣，早餐是營養學家認為非常重要的一餐，對人體的健康十分重要，因為它提供一天開始所需的能量。醫學調查顯示不吃早餐的人更容易肥胖，主要是因為身體感覺較飢餓，之後的食量會增加。

❶ 珊瑚草素有「海底燕窩」美名，可涼拌、可煮湯，也可打成汁，做成果凍、飲料、還可煮成冰糖燕窩，在不加天然燕窩的情況下，口感完全不輸給天然燕窩。

❷ 新、速、實、簡，營養豐富的各式海藻湯包，深受家庭主婦喜愛。

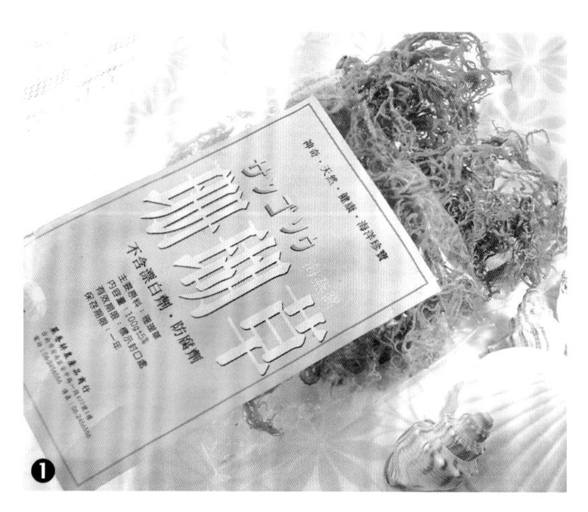

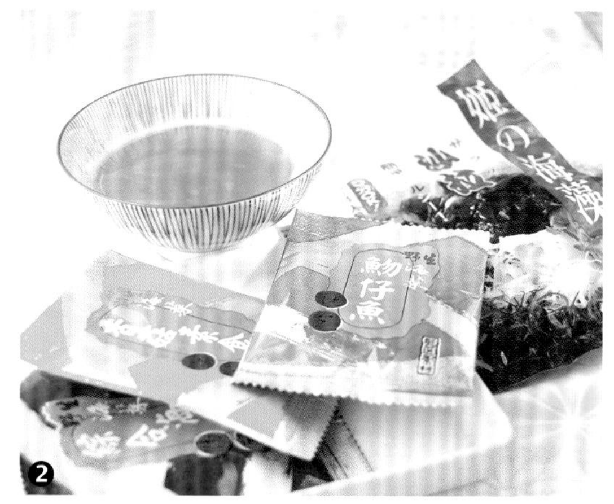

當能量不足時，會降低新陳代謝速率，使得脂肪更易堆積。習慣不吃早餐之後，人體會自動記憶，主動儲存脂肪以消耗空腹時的熱量，肥胖變得容易上身。不少研究長壽、養生術的人均認為早餐應該吃得最多、最豐富。

為了讓身體更健康，我們建議早餐可吃包著海苔的飯團配上豆漿或牛奶，或偶而空腹時吃吃保健食品，例如：綠藻片、螺旋藻片等，這樣平日營養不失調、熱量也不致太高又可吃到豐盛早餐，一日所需的營養素也足夠了。

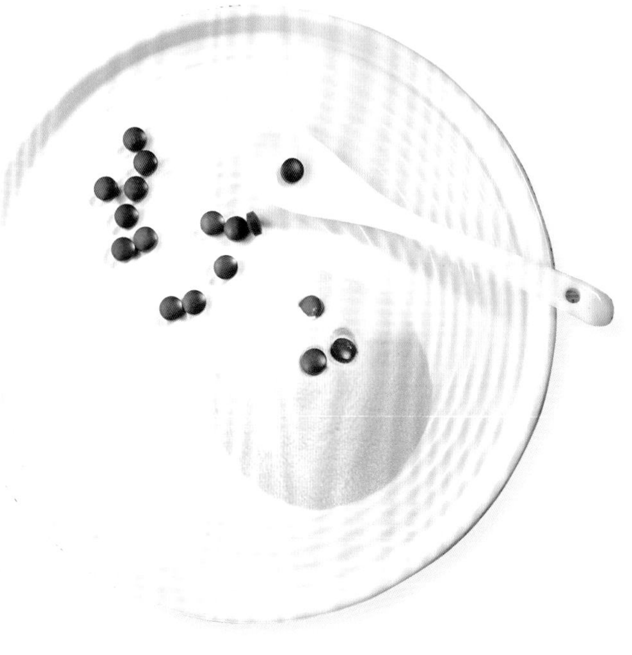

寵物——毬藻寶寶

現代人喜歡養寵物來陪伴自己，看著寵物一點一滴的成長是令人感到喜悅的，然而一說到寵物，多數人會想到可以跟主人有所互動的動物，如貓、狗等。

不過討厭麻煩的人，則會選擇一些可以簡單照顧，又具觀賞價值的動植物來飼養，除了普遍的熱帶觀賞魚外，北海道阿寒湖的毬藻，是最受歡迎的養殖對象。北海道阿寒湖的毬藻就像寵物一樣，雖然它的成長速度不快，一年大約只能成長0.5公分左右，不過它的照顧方式卻很方便，只要定時換水清理，就會慢慢長大，不用花很多時間看顧，成為忙碌社會裡的新寵兒。

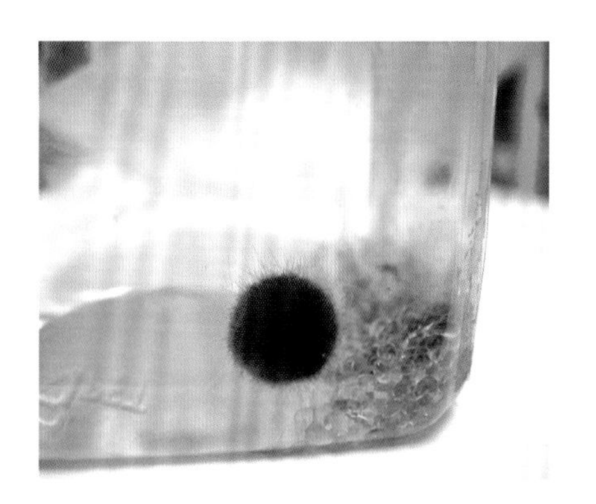

照相用的底片

使用設為相機記錄生活是很多人的習慣，許多年輕人對傳統相機已趨陌生，但你知道嗎？放在傳統相機裡的底片即含有藻膠的成分，但是隨著數位相機的普及化，現在要見到膠卷底片的機會越來越少，也許有一天就買不到了！

海藻手工紙

和平島蘊含有豐富的海藻資源，當地居民將生長在潮間帶海蝕平台的石蓴採收，並經清洗、烘乾、磨碎等過程。自製研發海藻粉加以利用。除了當食材之添加品外，並與再生紙混合，製成具有環保意識、海藻色彩相當濃厚，別有特色的海藻手工紙。

綠色環保肥料——海藻肥

海藻肥是一種新型的綠色環保肥料，屬於純天然肥料，可作為無土栽培的營養源使用，適合使用於綠色無公害的蔬菜基地。利用它所做成的堆肥，因為不含雜草種子及害蟲病源，可以避免雜草及蟲害發生。

海藻肥含有無機鹽、維生素、植物激素、多酚、多醣等活性物質，易被作物吸收。跟其他肥料相比，它在增產、抗逆、天然性和無毒副作用方面具有獨特的優勢，可以大大的改善農作物品質，增強農作物對於抗旱、抗寒、抗病的能力，也可提高產量。而其所含的有機質，更有改善土壤結構、提高土壤保水力及防止土質惡化的功能。部分具有石灰質的海藻，如：石枝藻，還可用來改變土壤的酸鹼值或製造泥灰土。

海藻肥在國外市場被稱為海藻精、海藻粉、海藻灰，大量應用於農業及園藝等方面。與天然腐植酸鹽混合使用，有藥肥雙效的作用。透過物理作用與特殊的農藥形成複合體，是一種很好的農藥稀釋增效劑。

海藻肥中的多醣，與大多數農藥混用時，會產生較強的附著力，可提高藥效、延長藥效期，進而取代化學肥料。神奇海藻肥因為可提高農戶種植收益，將來必定可以促進農業產業升級。

紫菜養殖每年賺5億美元

遇到了全世界最注重養生的日本人，藻類的應用就完全不同了。他們對於紫菜（nori）的迷戀，不只設立了好的養殖加工策略，也將這種富含營養的食品推廣給世人，並且賺進難以估計的財富。

捕捉不到藻類繁殖重要成分的果孢子，曾是這條養殖路上最難克服的障礙；就算他們把網子張掛在東京灣的每一個角落，養殖成果也是有限的。所以，在最初的200年裡，紫菜養殖規模都不大，而且得看老天爺是否肯賞這碗飯！

在遙遠地球另一端的英國，藻類學者凱撒琳貝克女士，利用實驗室中的培殖技術，終於發現，散發果孢子的小細紅絲，原來是躲在貝殼上呀！難怪怎麼撈都撈不到。

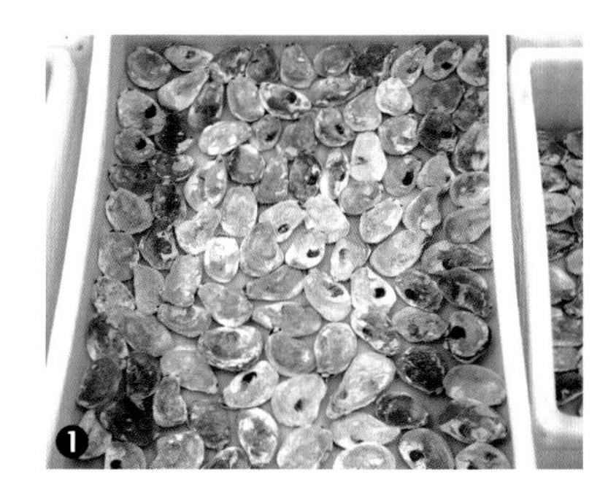

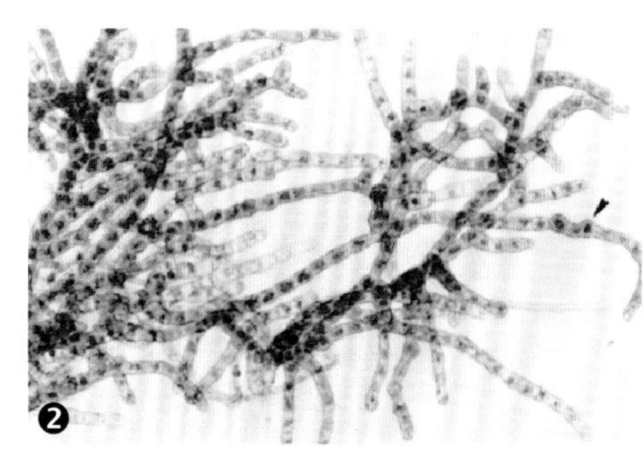

❶ 紫菜貝殼絲狀體，在牡蠣殼內生長。

❷ 成熟的貝殼絲狀體已經形成貝殼孢子囊。

・養殖戶將無菌的牡蠣殼懸掛在網子上，大量養殖。（澎湖縣政府農漁局蒔裡水產種苗繁殖場陳君誠先生提供）

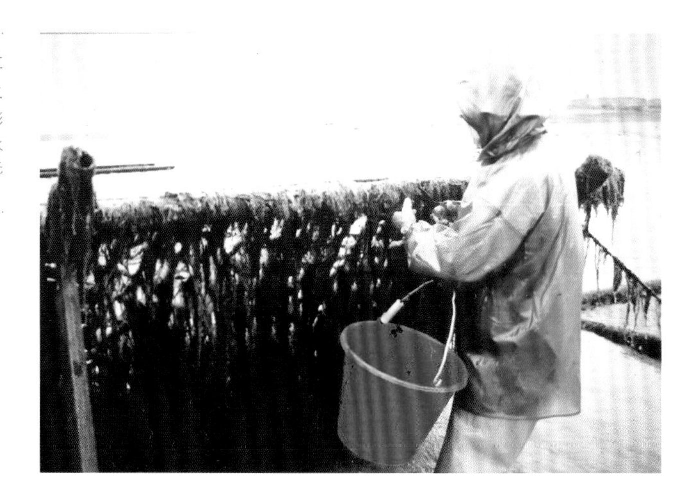

這令人欣喜的消息馬上傳到養殖戶的耳裡，並且學會培養這些小細紅絲的方法。他們把無菌的牡蠣殼懸掛在網子上供它們著生；隨後將長滿微小細紅絲的牡蠣殼沉到海邊的大網下面，破殼而出的貝殼孢子就可以附在大網上，發育成好吃的紫菜了。

紫菜養殖的事業從此在日本蓬勃發展，最盛興的時期，全日本有30萬人參與這個事業，年產量21萬1千5百噸，為他們賺進至少5億美元。

藻類商品五花八門

自從1961年及1969年在台灣分別試種龍鬚菜（*Gracilaria sp.*）和紫菜（*Porphyra sp.*），近10年來則有菩提藻（*Grateloupia sp.*）及海膜（*Halymenia sp.*）進行小規模實驗性養殖。而且30～40年來，紫菜養殖仍然還只停留在小規模階段，無法擴大養殖面積，甚至有終止養殖的情形。因此目前僅剩龍鬚菜在台灣有商業化大規模養殖。

青海菜（*Monostroma latissimum*）又稱礁膜；是分佈極廣的海洋綠藻，在台灣以澎湖為主要產地，因具有多量硫酸多醣及氨基甜菜鹼（β-alaninebetaine）可降低膽固醇，加上含有多種礦物質及低量之蛋白質與脂肪，因此在日本及大陸已大量養殖食用。在台灣則因有些技術尚待克服，所以還無法人工養殖。

在行政院國家科學委員會的資助下，台灣自1990年開始研究海藻資源之開發利用及養殖的方法。

由於海藻乾品及其製品在台灣廣受愛用，需求量多，市場很大，不過因為養殖技術不足，目前具經濟價值的海藻通常是直接由野外採集而來的，由於野生藻類生長速率和被採集量的不平衡，造成了藻類族群的大量衰減。

台灣每年還須進口數千萬美元之海帶、裙帶菜、紫菜、其他海藻乾品及海藻膠等海藻製品，消耗了大量的寶貴外匯。藻類是一項重要的天然資源，因此，需要發展出一套能夠生產藻苗、保存優良品種進而能運用於這些經濟藻類的人工大量養殖方法。

❶ 市售各種寒天絲與寒天棒，每100公克，就含有80公克纖維。

❷ 台灣每年都花數千萬美元進口各種海藻食品。

❸ 日本超人氣的商品寒天即是台灣的洋菜，近年來被製成各種高纖零食。

❹ 各種藻類做成的各類零食，不但富含膳食纖維，而且熱量低。

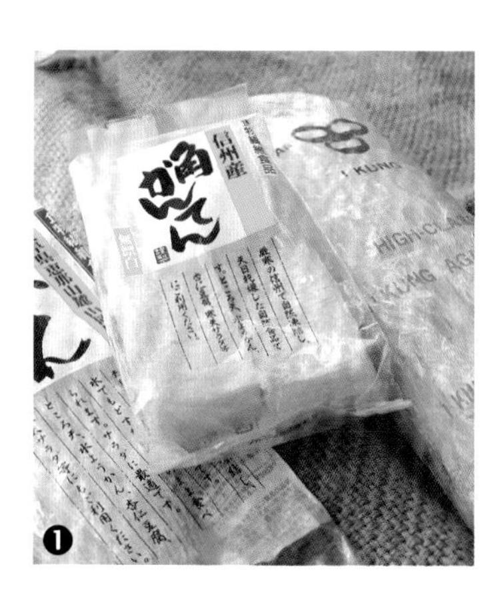

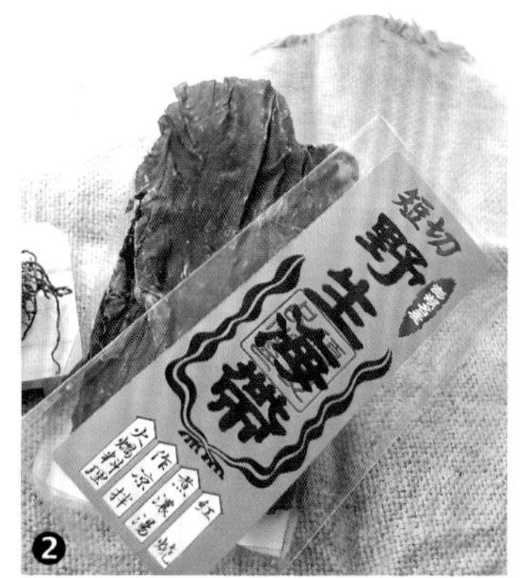

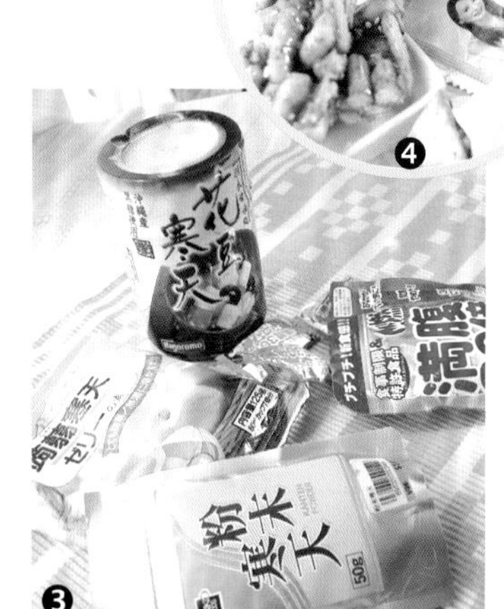

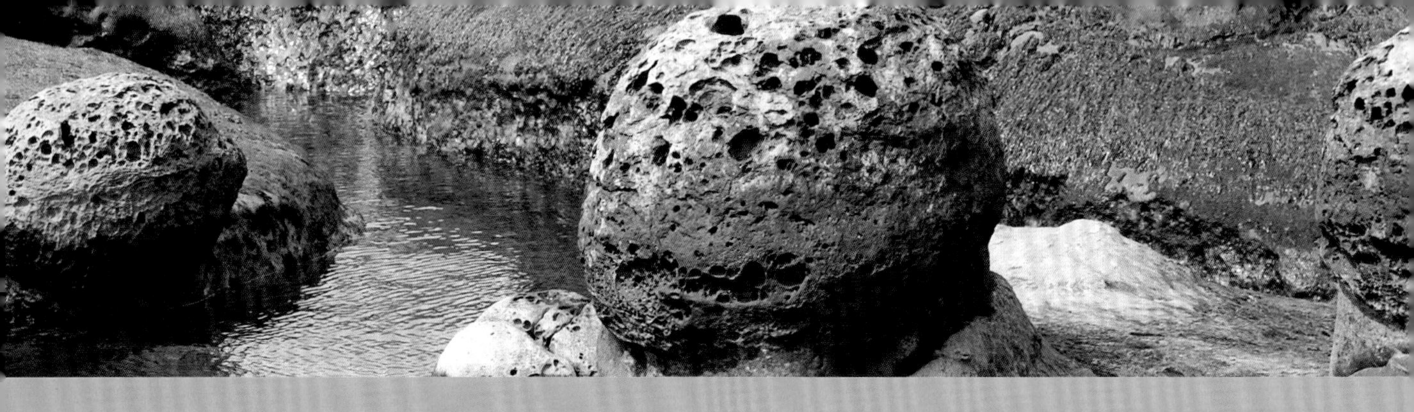

海藻具有低熱量高纖維素及礦物質的特點，
是最佳美容聖品，
也含有許多延緩衰老、預防成人病的成分，
如古代中國就稱紫菜為「神仙菜」，
即是以其多食，能有長壽不老的神效而命名。

近10年來，日本、大陸及歐美國家，
發現海藻含有許多特殊、
且有醫藥價值的新成分及新用途，
部分已開發成保健食品或抗癌藥物。
建議國人可將海藻與蔬菜、水果同列為日常保健必要食物，
就能輕輕鬆鬆維護建康。

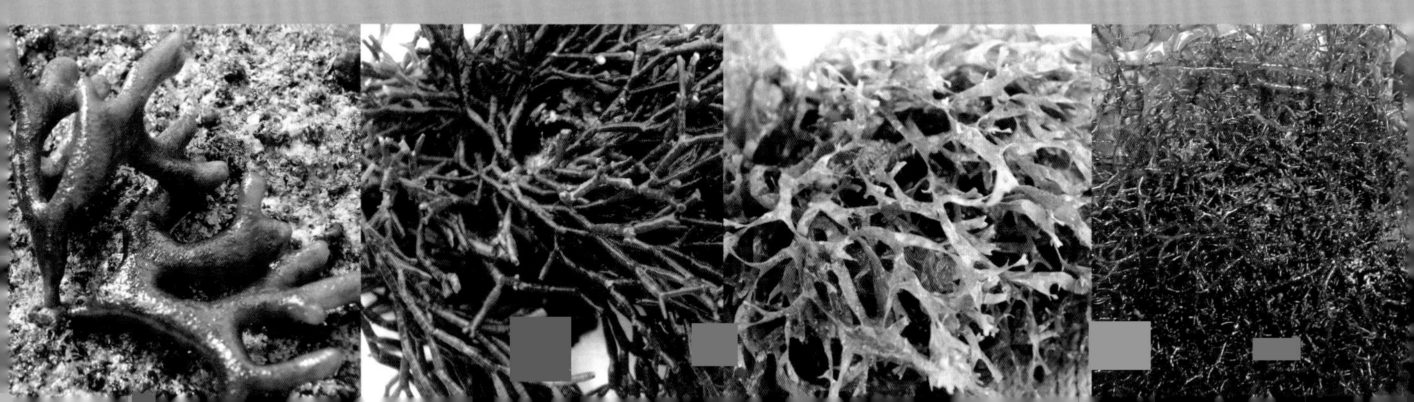

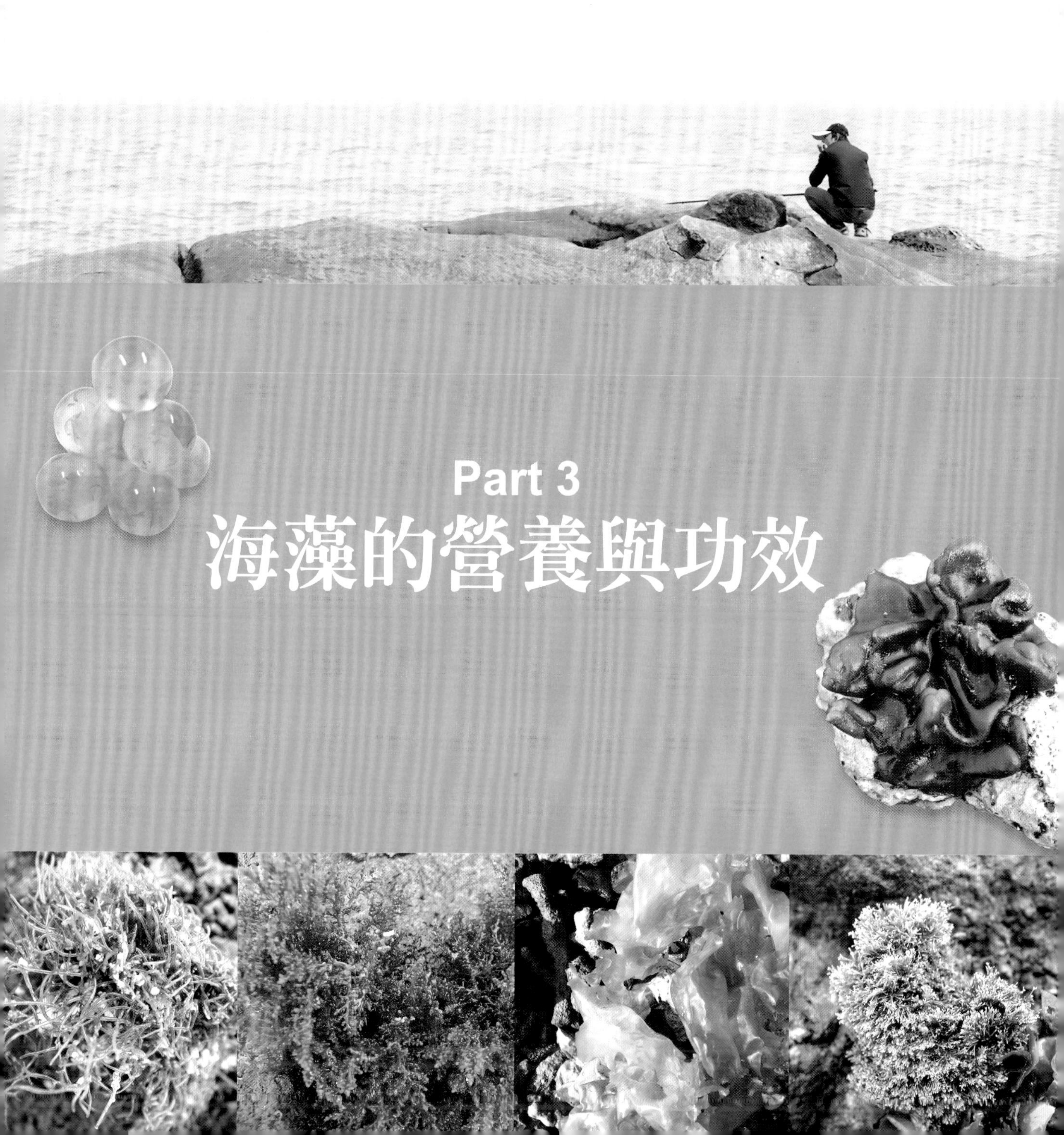

Part 3
海藻的營養與功效

1 具有陸上蔬菜缺乏的機能

亞洲、北歐和西歐地區的人，食用海藻已有幾千年的歷史了，長久以來，日本一直是最大的海藻生產國與消費國；北極圈的愛斯基摩人因當地氣候因素，也經常食用海藻，使海藻成為平日飲食重要來源；此外，愛爾蘭人曾經依賴紅藻、綠藻煮過之後食用，長時間不覺得餓，度過饑饉荒年。

以海藻入藥歷史悠久

海藻除了當作蔬菜食用之外，還具有藥用價值。《本草綱目拾遺》載：「松藻與石蓴味甘、平、無毒……下水、 利小便」，《隨息居飲食譜》載：「滸苔清膽、消鬼纓瘤，泄脹，化痰，治水土不服。」由以上書籍記載可知，中國以海藻入藥的歷史非常悠久。

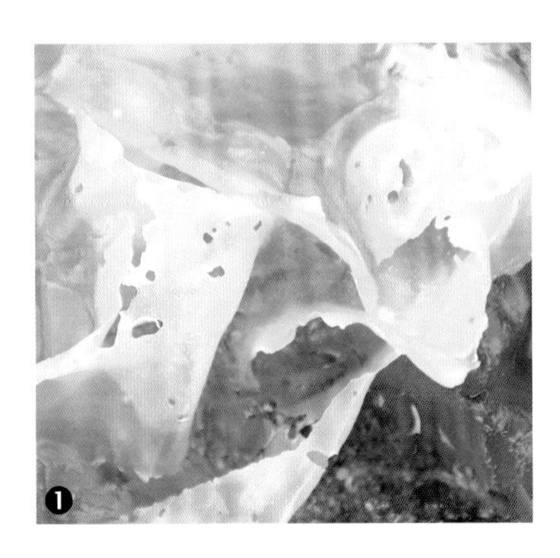

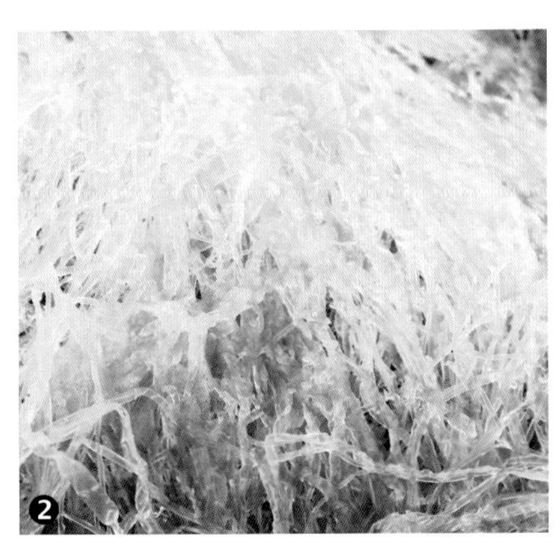

❶石蓴與❷滸苔除可當作蔬菜食用，還具有藥性，中國人很早就懂得運用。

目前對於海藻的食療效能，經過科學實證的有降低血壓、降低膽固醇、消除便祕、預防心肌梗塞、預防腦中風、排毒、驅蟲等生理機能。海藻蘊藏許多可以保持人體健康、青春、不老化的物質，有待人們挖掘應用。

提煉出抗癌新藥

近年世界衛生組織（WHO）公布了嶄新的傳統暨替代醫學策略，聽聞此訊息，世界各國無不卯足全力，投入中草藥的研究。原本即被現代人視為營養補充重要來源之一的海藻，一時之間也變為熱門的素材，以海藻焠取物研發而成的保健食品大為風行。

這實在是因為海藻內所含營養成分，遠遠超過一般的蔬菜和水果，特別對於國人最容易攝取不足的鐵質、維他命B、C、硒、鈣、和維他命B群，能夠提供經濟又方便的天然營養補充，對素食者而言更有幫助。

尤其近10年來，日本、大陸及一些歐美國家，發現海藻含有許多特殊、且有醫藥價值（如：褐藻糖膠）的新成分及新用途，部分已開發成保健食品或抗癌藥物，進入臨床試驗階段。

國內海洋生物資源的生技應用，也已逐漸受到研究機構及民間的重視，但必須持續加強投資研究才能開花結果。基於海藻的有效營養價值及預防疾病的保健功效，建議國人可將海藻與蔬菜、水果，同列為日常保健必要食物。

2 十大重要營養成分

健康的飲食是長壽的關鍵，
但究竟什麼是健康的飲食？
營養學者一致認為，多彩顏色的食物，
不僅讓視覺愉悅，更重要的是能補足身體所缺乏的各種養分。
姑且不論海藻所含的鈣、鉀以及維生素等成分，就它們的顏色來說，七彩的體色蘊含有不同營養，你怎麼能夠忽視呢？

β-胡蘿蔔素：抗癌、抗老化

海藻中含有β-胡蘿蔔素，具有抗癌、抑制癌細胞的活性物質，其清除活性氧及自由基的能力，並不比陸生植物遜色。

隨著年齡增長及日光照射等因素，皮膚容易產生較多的自由基，體內若含有過多的自由基，會加速皮膚老化、失去彈性及產生皺紋。因此，如何減少人體內所堆積的自由基，一直是學者努力的目標，也是愛美人士注意的焦點。用盡各種方法、藥物與時間賽跑，常保青春，延緩老化，甚至長生不老，自古以來一直是人類無止盡的追求與夢想。

因此，為了防止產生過多的自由基所造成的細胞傷害，需要不斷的補充抗氧化劑。若在保養品中添加來自海藻中所萃取的抗氧化物質，可減少體內自由基的生成。

人體內自由基一但獲得清除，一則可避免不飽和脂肪酸、蛋白質及核酸遭受攻擊，二則可減少多種疾病的產生，減緩人體老化的速率。多吃海藻實在有助身體健康。

▪ 含有β-胡蘿蔔素的種類

類群	科別	俗名
綠藻	石蓴科	石髮、滸苔
	小球藻科	引藻
褐藻	昆布科	昆布
	翅藻科	裙帶菜
	馬尾藻科	洋栖菜、馬尾藻
紅藻	石花菜科	珊瑚草
	頭髮菜科	紫菜
	紅皮藻科	紅皮藻
	松節藻科	多管藻
	粉枝藻科	杜氏藻
藍藻	顫藻科	螺旋藻

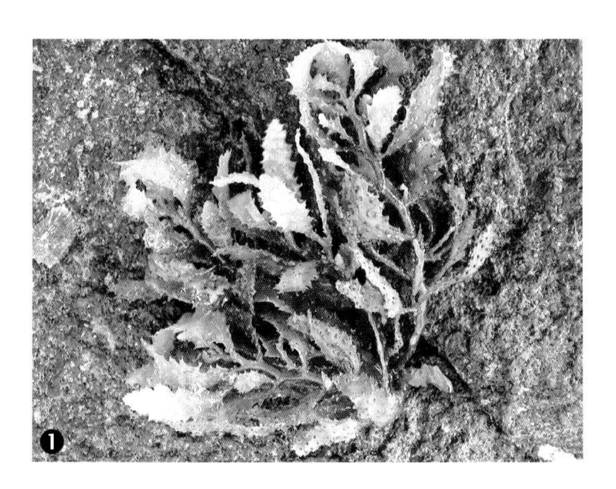

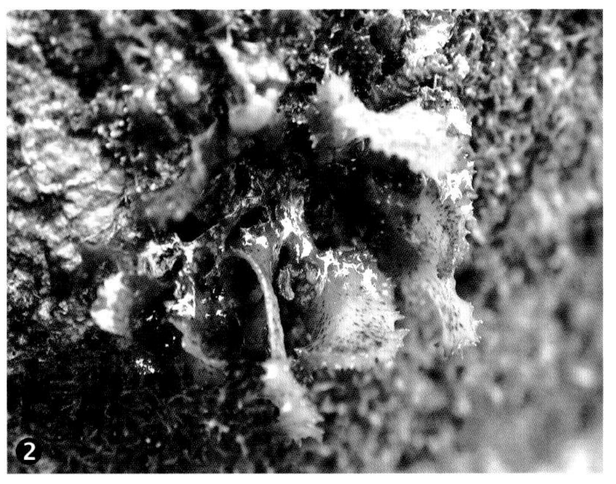

❶莢托馬尾藻❷重緣葉馬尾藻，在藥用上，馬尾藻具有抗菌、抗腫瘤、清血、調整膽固醇、降血壓、治頸淋巴腺炎、水腫、消炎、解熱、利尿之功效。

多醣類：有效降低膽固醇

海藻萃取物中的特殊多醣類，大多具有調整體質、增強體力和免疫力的效果及抗癌活性的能力。在傳統中藥裡，多種大型海藻經過烹煮之後，其熱水抽出物據說可用來預防及治療癌症，這種水溶性萃取主要成分即是多醣類。

許多研究指出，從海藻中萃取的多醣類物質，有抑制病毒的效果，如：流行性感冒病毒、泡疹病毒等。研究也指出石蓴萃取液，能有效的抑制病毒與宿主細胞結合，使病毒無法進入細胞複製，進而達到預防的效果。

血液凝固是由20種以上的凝固因子經過反應階段而引起，海藻中的岩藻糖固醇，是溶解血餅與血栓的酵素作用（凝固反應後段）成分，與膽固醇同是固醇化合物，在酵素反應階段能代替膽固醇，進而防止膽固醇的生成。

而海藻多醣在攝食後，會使排泄物中的膽酸含量增加，顯示海藻多醣能促使膽固醇代謝成膽酸，隨糞便排出體外，達到降低膽固醇的效果。

❶ 樹枝軟骨藻，可食用且具降低膽固醇的效果。

❷ 小杉藻是紅藻的一種，一般說來，紅藻的細胞壁普遍皆含有豐富的果膠及黏質的多醣類，可以食用。

❸ 石蓴萃取液能有效的抑制病毒，《本草綱目拾遺》即有記載。數千年前中國人便知道以海藻為食物或藥材。

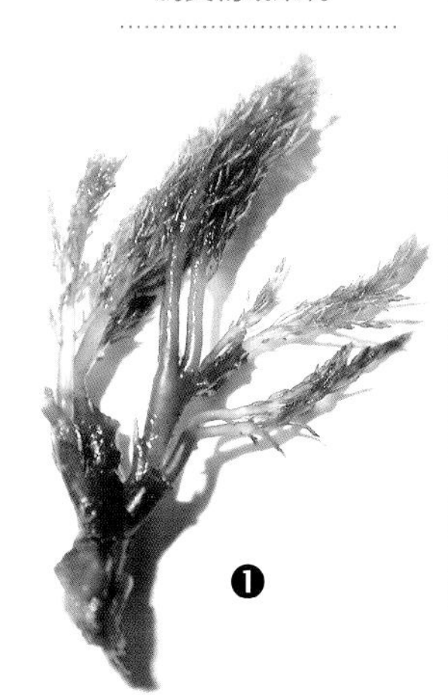

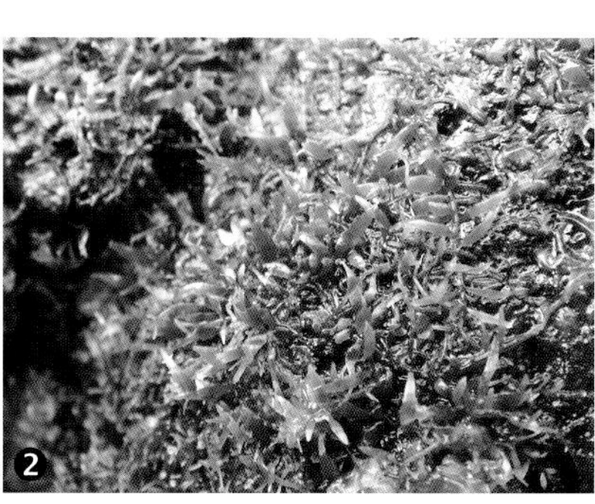

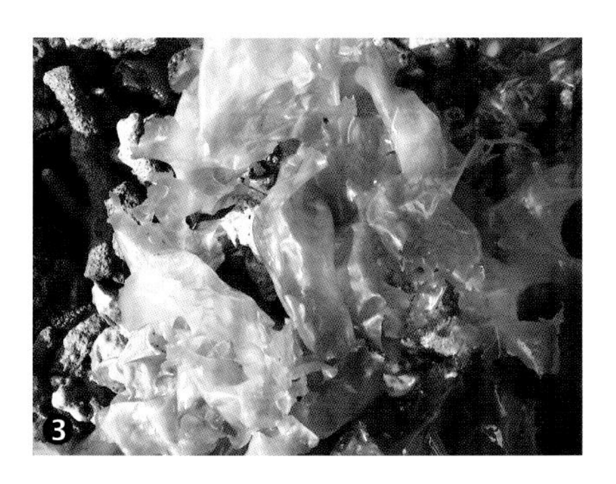

▪ 含多醣的藻類

類群	科別	俗名
褐藻	翅藻科	裙帶菜
	馬尾藻科	馬尾藻、洋栖菜
紅藻	頭髮菜科	紫菜
	內枝藻科	海蘿
	杉藻科	角叉藻、杉藻
	紅翎菜科	麒麟菜
	沙菜科	沙菜

膳食纖維：改善便祕

海藻細胞壁是優良的膳食纖維來源。

海藻的纖維含量約為乾重的30%～65%，遠遠超過豆類、五穀類、蔬菜類及水果類的平均含量。紅藻及褐藻含有豐富的食物纖維，與陸生蔬果最大不同是，海藻含有豐富的硫酸跟多醣，且大部分是水溶性，相當符合人體健康需求。

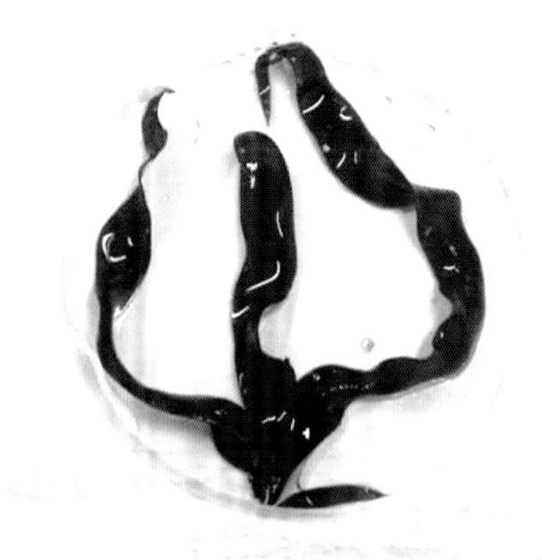

．台灣東北角潮間帶的稀毛菩提藻，是紅藻的一種，光合作用色素中具藻膽素。貯藏物質為紅藻澱粉和紅藻醣。

海藻食物纖維進入人體胃腸道後，因吸收水分而膨脹，容易造成飽足感，可避免攝取過多食物與熱量，達到減肥效果。食物纖維在人體內又能幫助消化及促進廢物排泄，避免體內滋長有害細菌，進而達到整腸效果。

纖維的含量多寡因海藻種類而有不同；綠藻的纖維成分和陸上植物大致相同，最主要成分是纖維素。

▪ 含有膳食纖維的藻類

類群	科別	俗名
綠藻	石蓴科	腸滸苔
	礁膜科	礁膜
	小球藻科	引藻
褐藻	海帶屬	昆布
	翅藻科	裙帶菜
	馬尾藻科	馬尾藻、洋栖菜
紅藻	石花菜科	洋菜
	內枝藻科	海蘿、鹿角菜
	頭髮菜科	紫菜、頭髮菜
	龍鬚菜科	龍鬚菜

蛋白質：提升免疫機能

海藻含有一種特殊的蛋白質稱為親醣蛋白，可以凝集紅血球、激活淋巴細胞促進人體淋巴球分裂作用，抑制白血病細胞株細胞的增長，因而可提升免疫機能。除此之外，海藻親醣蛋白甚至能抑制腫瘤細胞的增殖。

研究發現紅藻中如：盾果藻、龍鬚菜、紅翎菜及旋花藻都含有豐富親醣蛋白。

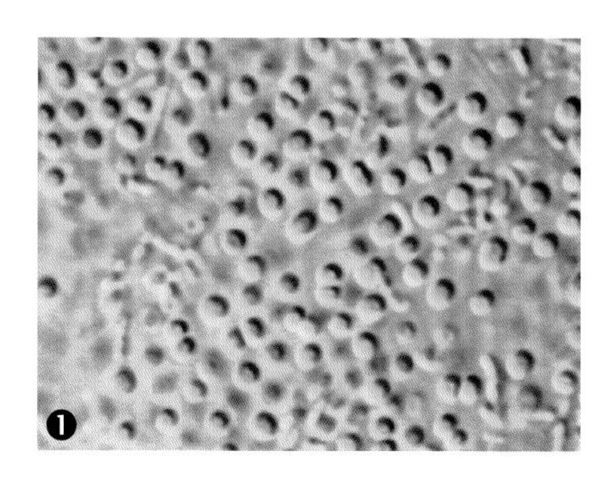

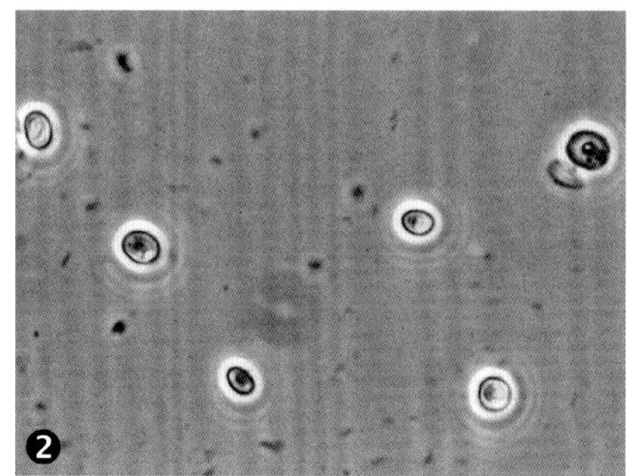

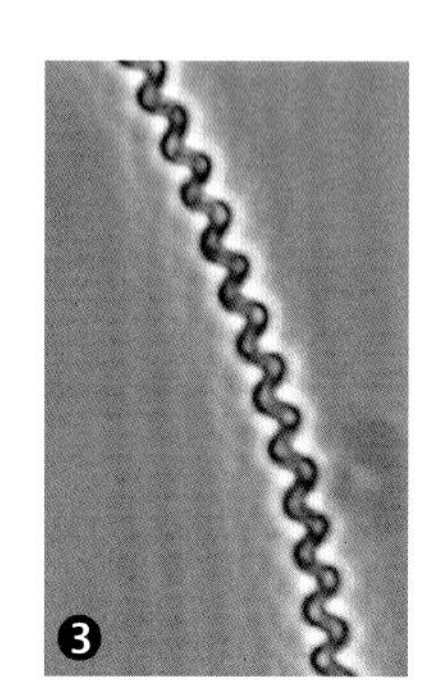

❶小球藻❷蛋白核小球❸巨型螺旋藻。藻類水溶性萃取物中含有一結構獨特的阿拉伯多聚醣，具有免疫調節的活性。（圖片提供／周宏農老師）

一般國內外的研究，是將海藻親醣蛋白應用在人體保健及醫藥方面的研發，多數尚在起步的階段，不若多醣類的研發成熟，有待更積極的開發與研究。

▪含有蛋白質的藻類

類群	科別	俗名
綠藻	石蓴科	石蓴、石髮、海菖苣
	礁膜科	礁膜
	小球藻科	小球藻
褐藻	翅藻科	鵝掌藻
	馬尾藻科	馬尾藻
紅藻	頭髮菜科	紫菜
	海膜藻科	盾果藻
	龍鬚菜科	龍鬚菜
	松節藻科	旋花菜
	紅翎菜科	紅翎菜
	石花菜科	石花菜
藍藻	顫藻科	螺旋藻

胺基酸：穩定神經、去毒解毒

海藻絕大部分均含有微量硫胺基酸，如：牛磺酸、甲硫氨酸、胱氨酸等，每100g（公克）乾重的藻體含量約有41～72mg（毫克）。一般紅藻的含硫胺基酸，普遍較綠藻及褐藻多。

陸上食物僅母奶、雞蛋及豆類，含有較多量的牛磺酸，其餘大都缺少或不足。人體能正常調控心跳的律動及腦細胞、神經細胞的運作，還有視力保健等，都和牛磺酸有絕對的關係。

此外，牛磺酸對脂肪的消化有一定的幫助，進而抑制血液及肝臟中膽固醇含量的增加，有降低膽固醇的功用。

甲硫胺酸及胱胺酸具有吸附重金屬的能力。上述兩者所附帶的硫分子，會與氫離子結合成氫硫基，而有明顯去毒作用。

❶ 阿拉伯松藻

❷ 縊叉松藻。皆含有胺基酸。

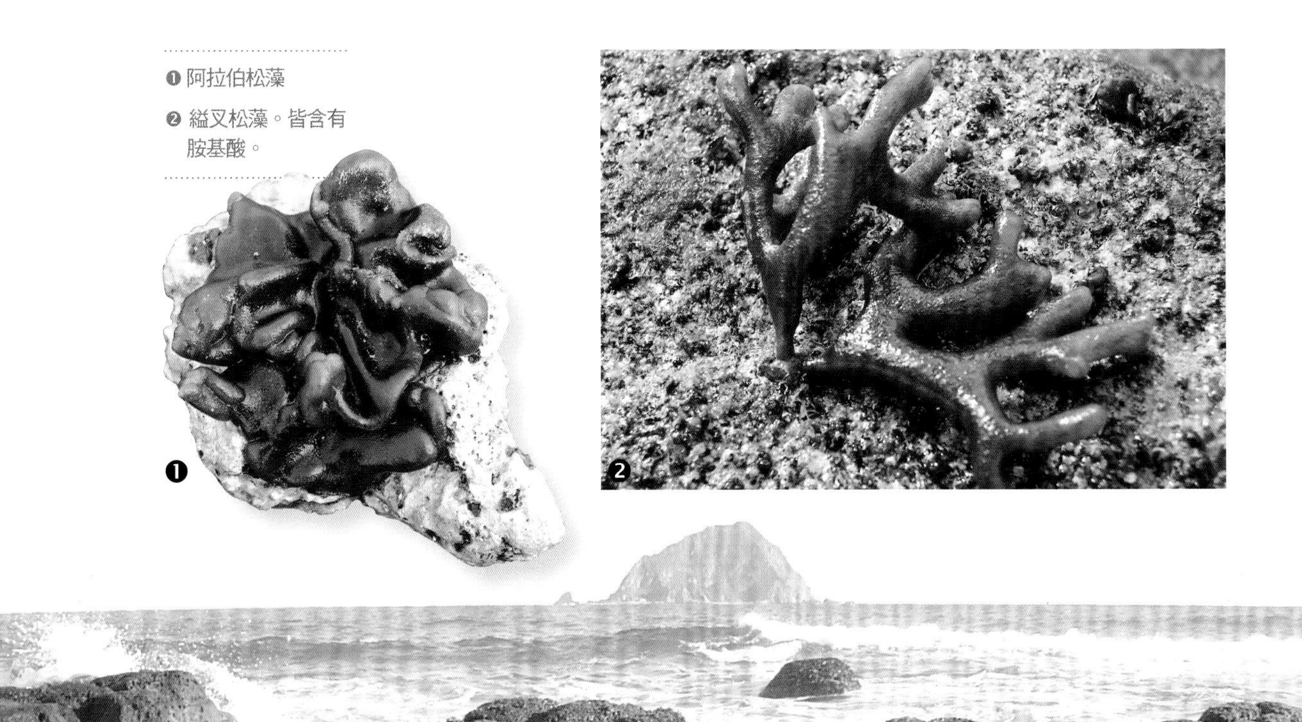

▪ 含有胺基酸的藻類

類群	科別	俗名
綠藻	石蓴科	石蓴、滸苔
	松藻科	松藻
	小球藻科	引藻
褐藻	海帶科	昆布
	翅藻科	裙帶菜
紅藻	頭髮菜科	紫菜
	石花菜科	石花菜
	海膜藻科	蜈蚣藻
	環節藻科	環節藻
	松節藻科	軟骨藻

脂肪酸：預防心肌梗塞

海藻內的脂肪酸含量約占1%～5%，除含有少量動物及高等植物常見的棕櫚酸、肉荳蔻酸、月桂酸及硬脂酸等飽和脂肪酸外，大部分的脂肪酸為人體所必須不飽和脂肪酸，如：亞麻油酸及次亞麻油酸。

一般而言，紅藻比綠藻及褐藻含較多的高度不飽和脂肪酸，尤以20碳5烯脂肪酸（EPA）較為多見。

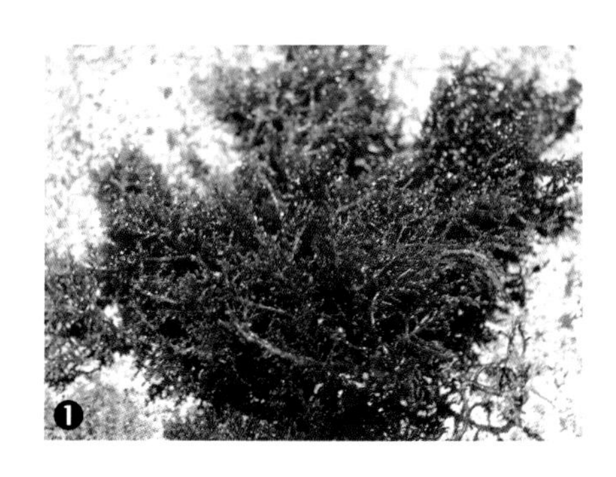

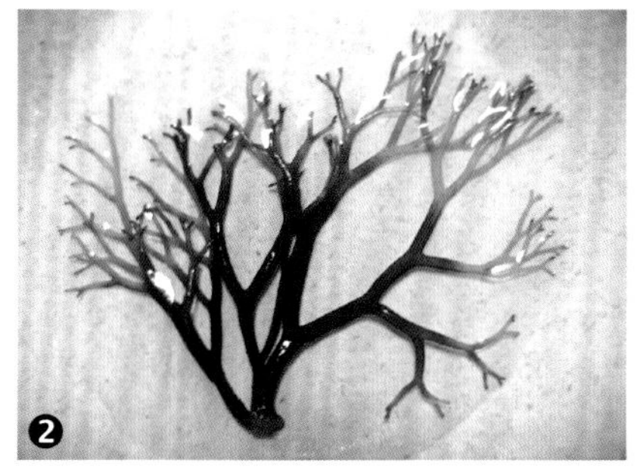

❶ 異枝軟骨凹頂藻❷皮絲藻日常食用的紫菜及紅藻類均含有EPA（20碳5烯酸），可舒緩血壓、心跳及抑制膽固醇增加，是預防血栓及心肌梗塞非常優質的食品。

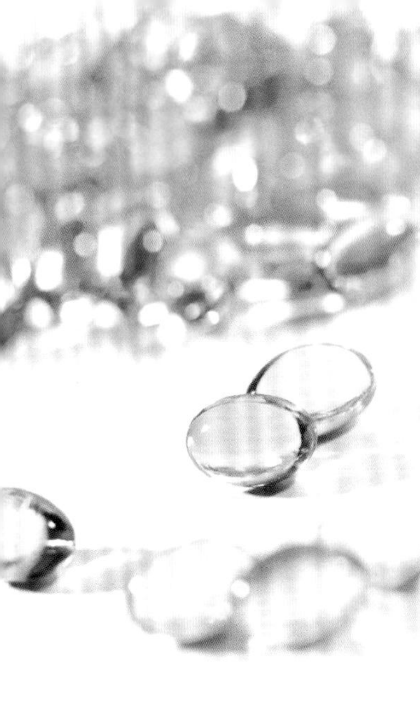

根據分析，紫菜、海帶等含有較多的EPA，這種脂肪酸通常在深海魚類的魚油中含量較多，除可幫助降血壓、心跳及紓解壓力外，也可以抑制血液膽固醇含量上升及血小板凝集，防止血栓形成及心肌梗塞，對循環系統疾病有預防作用。

大家熟悉的DHA（22碳5烯酸），是眾所皆知對嬰幼童成長發育非常重要的營養素。營養師通常會建議，懷孕中與哺乳期的母親，應該加強補充DHA。

傳統的DHA來源，多半是來自深海魚油，而能萃取魚油的魚類來源。絕大多是海洋食物鍊最頂端的大型肉食魚，如果以生態學的角度看來，食物鍊最頂端的物種最容易累積海洋污染。近年來海洋污染愈來愈嚴重，多吃深海的魚類或含DHA的深海魚油營養品，可能容易產生重金屬中毒的問題。

水產養殖使用之微細餌料藻類，如：金黃藻門的矽藻、擬球藻，定鞭藻門的等鞭金藻及綠藻門的周氏扁藻等，多半富含EPA或DHA等高度不飽和脂肪酸，另外如隱藻門的寇氏隱甲藻也含有豐富DHA。

如能以人工培養的方式，取得無污染且來源純淨天然DHA，來替代食用深海魚油，一定可以避免深海魚類潛藏的毒物或重金屬。

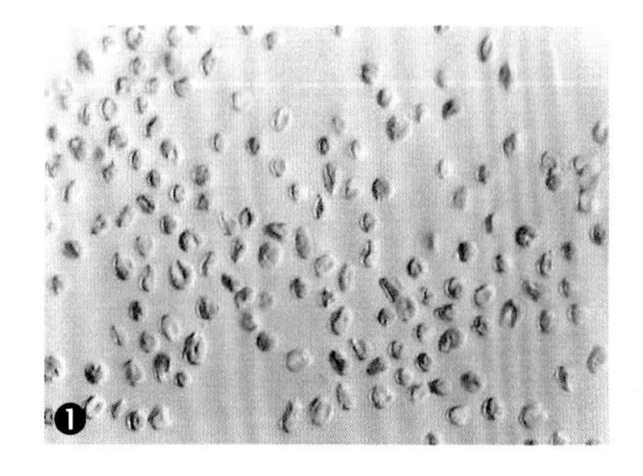

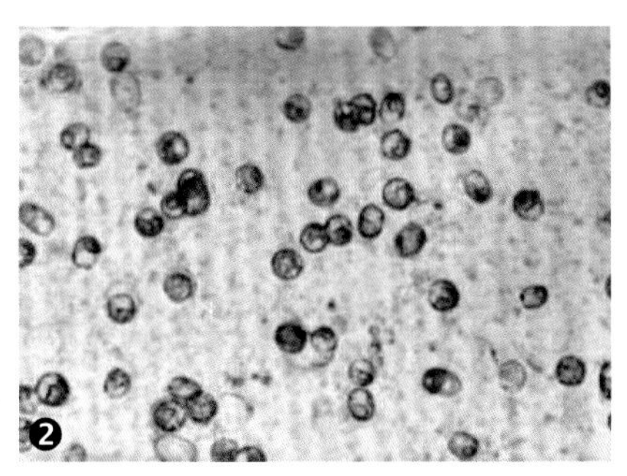

❶ 等鞭金藻。傳統的DHA的來源，多半是來自深海魚油。近年來海洋污染愈來愈嚴重，多吃深海的魚類或含DHA的深海魚油營養品，可能容易產生重金屬中毒的問題。

❷ 周氏扁藻，富含EPA或DHA等高度不飽和脂肪酸。

▪ 含有脂肪酸的藻類

類群	科別	俗名
藍藻	顫藻科	螺旋藻
綠藻	單珠藻科	擬球藻
	扁藻科	周氏扁藻
	松藻科	松藻
	礁膜科	礁膜
	小球藻科	引藻
褐藻	昆布藻	昆布
	翅藻科	裙帶菜
	馬尾藻科	洋栖菜
	角毛藻科	牟氏角毛藻
金黃藻	圓篩藻科	矽藻
	等鞭金藻科	等鞭金藻
隱藻	隱甲藻科	寇氏隱甲藻
紅藻	頭髮菜科	紫菜

維他命：維持器官機能運作

海藻含有多種維他命，其中以B群為主，但也含有多量的C、E及菸鹼酸，有助於人體肌肉、骨骼正常發育、酵素代謝及器官機能運作。

維他命C和敗血症、癌症、心臟病、體重減輕等70種以上人類的疾病相關；許多海藻，如：滸苔、紫菜、網胰藻及裙帶菜等，藻體乾重每克約有3～10毫克，如此豐富的維他命C含量，並不比許多蔬菜、水果遜色。更有墨角藻維他命C含量高達600微克以上。

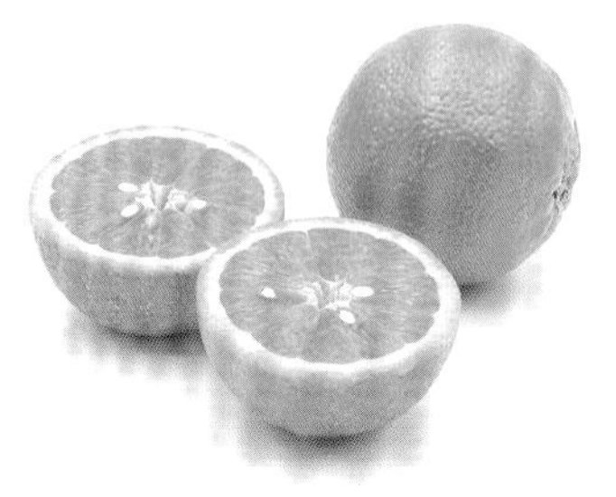

維他命C及E也具抗氧化作用，可阻止不飽和脂肪酸遭受過氧化物攻擊。某些海藻還含有維他命B_1、B_2、D、A及K，這些微量維他命都有它特定的功能。

▪ 藻類所含維他命及其功能說明

維他命	功能說明	含量豐富的種類
維他命B	增加生命活力、視力、消化、皮膚滑嫩，促進幼兒發育生長	紫菜
維他命B_1	促進發育、幫助消化，降低乳酸於肌肉中的累積量，保持正常食慾、消化力、胃張力及神經系統的正常功能	螺旋藻、小球藻 裙帶菜、紫菜
維他命B_2	形成紅血球、製造抗體的必須營養素，能減輕眼睛疲勞，防止及治療白內障	螺旋藻、小球藻 裙帶菜、紫菜
維他命B_3 （菸鹼酸）	保持肌膚健康，預防、減輕嚴重的偏頭痛病症，加速血液循環、減輕高血壓的病症，維持健康的神經系統、正常腦部功能的一種必須物質	螺旋藻、小球藻 裙帶菜
維他命B_{12}	維護神經系統的健康，快速成長細胞（包括骨髓中的紅血球、白血球，腸道內膜細胞和毛髮毛囊等）形成時所必須	螺旋藻、小球藻 紫菜
維他命C	預防及治療壞血病，增加對傳染病的抵抗力，傷口癒合	小球藻、滸苔 裙帶菜、網胰藻 紫菜
維他命E	防止血管內的血液凝固，促進血液循環，預防膽固醇及中性脂肪組織阻塞血管，避免腦中風及心臟病，延緩細胞老化	螺旋藻、小球藻
維他命K	造凝血酶元的要素	螺旋藻
維他命A	促進生長，維護皮膚健康光滑細嫩並有益於骨骼及牙齒之健康，防止各種眼疾之發生，保持眼球適度的濕度，防止夜盲症和眼球傳染病	螺旋藻、小球藻 昆布、裙帶菜 紫菜

礦物質：補充人體所需微量元素

海水含有45種以上的礦物質，生長在其中的海藻，每天吸收它做為營養成分，因此海藻遠比陸地植物，含有更多種及多量的天然礦物質，可以提供人體所需，只要平日多多攝取海藻，就可以補充各種人體所需的礦物質。

海藻所含的礦物質，以鈣、鐵、鎂、鋅含量較為突出。鈣是形成人體骨骼及牙齒的成分，也是維持細胞膜正常功能所需；但鈣每日會有流失，因此必須補充，尤其孩子在成長期更是需要。

鐵是血紅素的成分，缺鐵是造成貧血的原因之一，許多海藻，如：蕨藻、龍鬚菜、沙菜、指枝藻、團扇藻及網地藻，含多量的鐵、鈣，可以從中攝取以補充不足。

人體缺少碘會造成甲狀腺機能異常，也可能導致人類智力障礙。海帶含碘量超群，適當攝取海藻可補足碘不足，是克服碘缺乏症最有效的途徑。海藻含有較多量的鎂，適度攝取海藻可以紓解壓力，避免緊張。人體若缺乏上述微量元素時，就需要適量補充。

❶鹿角沙菜。

❷指枝藻。

❸網地藻。

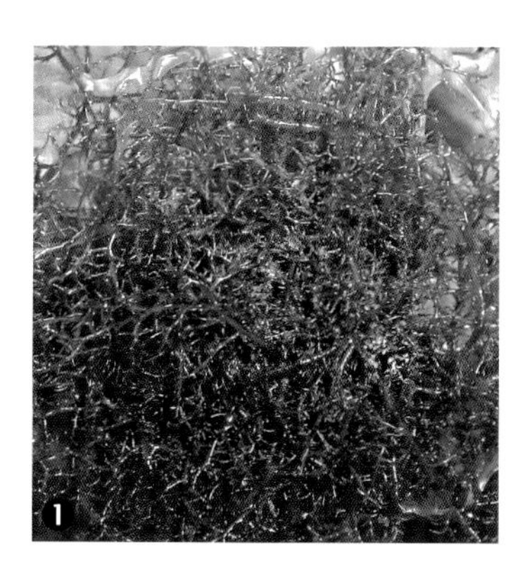

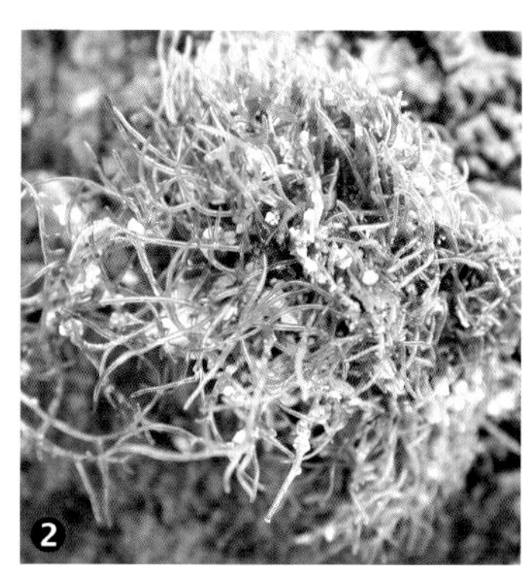

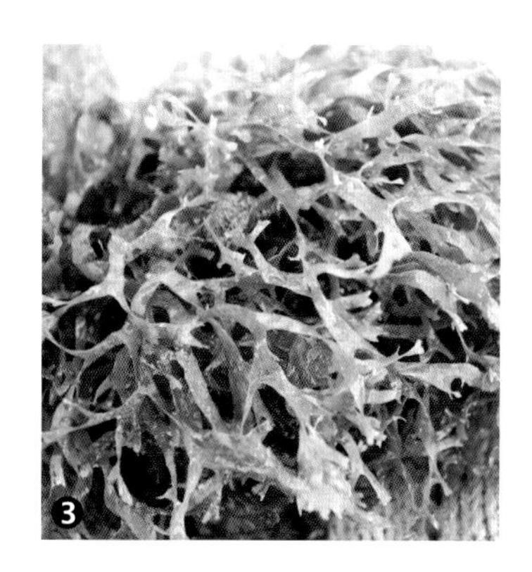

▪ 藻類所含礦物質及其功能說明

礦物質	功能說明	含量豐富的種類
鈣	使血液保持弱鹼性	螺旋藻、小球藻、昆布、裙帶菜、洋栖菜、紫菜
鐵	使血紅素增生	螺旋藻、小球藻、蕨藻、指枝菜、團扇藻、網地藻、洋栖菜、龍鬚菜、沙菜
鎂	消除精神緊張	螺旋藻、腸滸苔、昆布、裙帶菜
鋅	有助身體鹼性平衡	小球藻、紫菜、鹿角菜
碘	調節身體代謝	小球藻、昆布、裙帶菜
鉀	維持電解質的平衡	小球藻、昆布、馬尾藻
鈉	有助於血壓平衡	裙帶菜
硒	抗氧化	螺旋藻

綠藻生長因子：修復細胞組織幫助細胞再生

綠藻含獨特的小球藻生長因子（Chlorella growth factor）簡稱C.G.F，是由細胞核酸成分結合而成的生理活性物質，含有豐富核酸、核糖核酸（RNA）及脫氧核糖核酸（DNA），其含量比沙丁魚高出17倍，可以促進細胞活化，增加人體細胞生長的速度，延緩老化現象，幫助排除體內積壓的有害重金屬，也可改善酸性體質，強化肝臟、腎臟的機能。

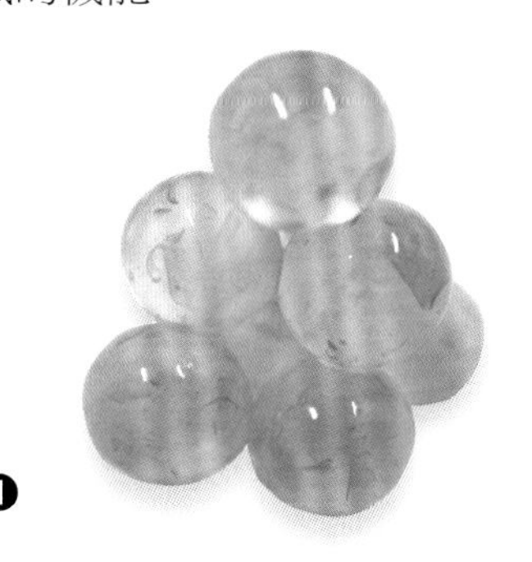

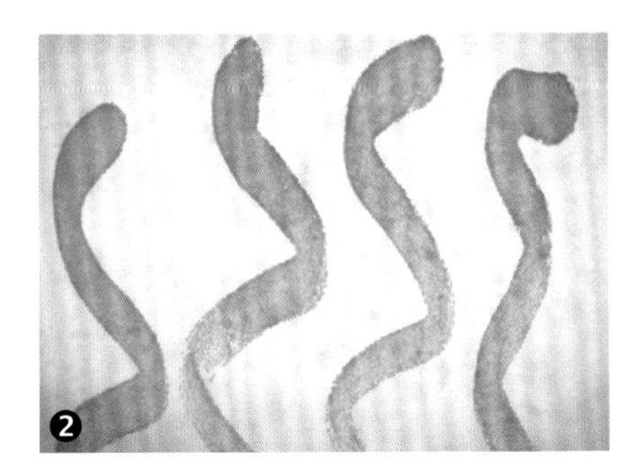

❶ 實驗室中培養的綠藻，希望解開成長因子之迷。

❷ 保種在洋菜平板培養基上的微細綠藻。

海人酸：驅蟲效果

根據統計，在目前利用到的300多種海藻中，同時可作為食用、醫藥及保健用途者，僅約十分之一而已。除了文章內容舉例的海藻外，還有相當多的食用種類，可以研發應用於人體藥用，以及保健用途上。

有些海藻種類內含可以驅蟲的成分，綠藻門的石蓴、裂片石蓴、刺松藻、阿拉伯松藻、和縊叉松藻；褐藻門的鐵釘菜和網胰藻；紅藻門的扇形叉枝藻、齒形麒麟菜、鋸齒麒麟菜、舌狀菩提藻和稀毛菩提藻等皆是可以驅蟲的海藻。然而運用最廣泛的則屬紅藻中的海人草Digenia，其所製成的鷓鴣菜常被使用成驅蛔蟲的藥物，因其內含有有效的驅蛔蟲成分「海人酸」之故。有些海藻種類內含有驅蛔蟲的成分，最常被使用的為紅藻中的鷓鴣菜。

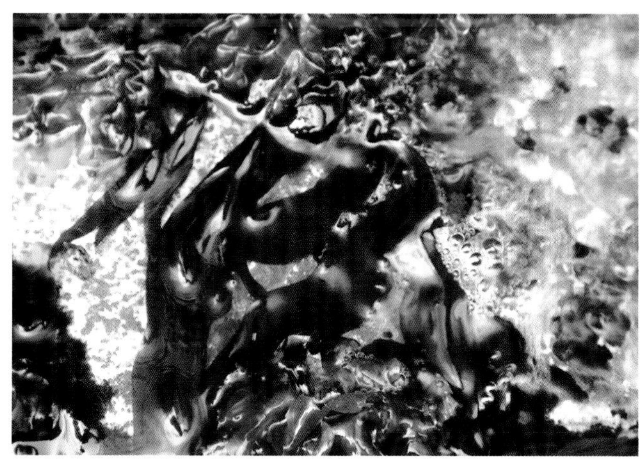

・二次世界大戰期間，鷓鴣菜是軍方用來驅蛔蟲的妙方。本省不產海人草Digenia，左圖為東北角潮間帶及澎湖海域箱網網繩上常見的稀毛菩提藻，是可以驅蟲的紅藻。

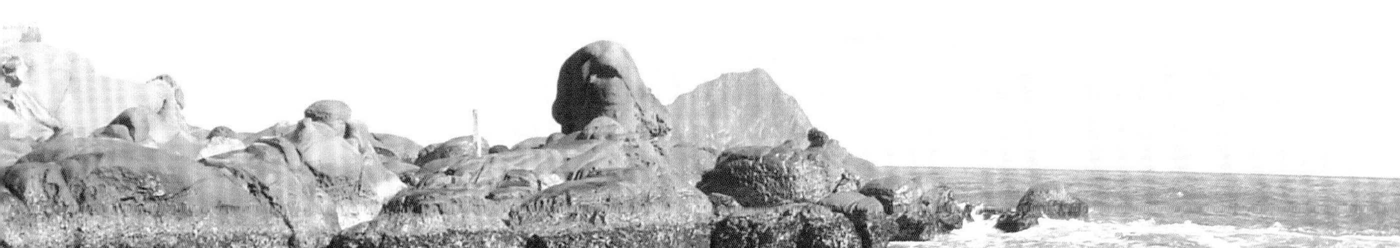

3 皮膚美容與紫外線預防

皮膚對溫度、濕度變化極其敏感，當新陳代謝緩慢，不能給表皮輸送充足的水分與養分，肌膚就會粗糙、暗淡無光。

除了年齡增長代謝變緩，及日光照射使皮膚受到傷害，若體內含過多自由基（free radicals），更會加速皮膚老化、失去彈性、產生皺紋。

海藻萃取液中含水解物及硫酸根多糖，能有效增加抗養化的效果，減少自由基的堆積，昆布水解物清除能力高達68%，馬尾藻之水解物清除能力更高達98%。

抗氧化的能力

人體內的自由基是怎麼來的呢？

空氣中的「氧」是人類賴以為生的物質，人體吸收後，會藉由「氧化」反應將營養轉換為能量，以供身體活動需要。氧化反應產生的毒物，即是存在於人體內的自由基，自由基會對細胞造成破壞力，使人體老化。

自由基會破壞人體組織細胞，並導致人體老化，所以在醫學上，如何去除自由基變成抗老化重要的課題。

抗氧化就是試圖阻撓自由基生成的一個反應，利用電子與自由基結合成活性氧，進而達到消除的效果。

海藻因含有豐富的β-胡蘿蔔素、維他命C及維他命E等抗氧化物質，所以具有相當強的抗氧化能力。

吸收紫外線的能力

皮膚若長時間曝露在陽光下，極易造成皮膚缺乏水分而失去彈性、結締組織衰退、角質層增厚、真皮層纖維組織變性等傷害，嚴重的甚至會導致皮膚癌變。

造成皮膚老化的主要原因之一，即是陽光中的紫外線，因此需要防曬劑加以阻隔。海藻萃取液加工製成的防曬劑，具有吸收紫外線波長的特性，可降低紫外線對皮膚的傷害。再加上海藻萃取物是水溶性，不會刺激皮膚也不會造成過敏，因此，海藻萃取物成為保養品中新的防曬素材。

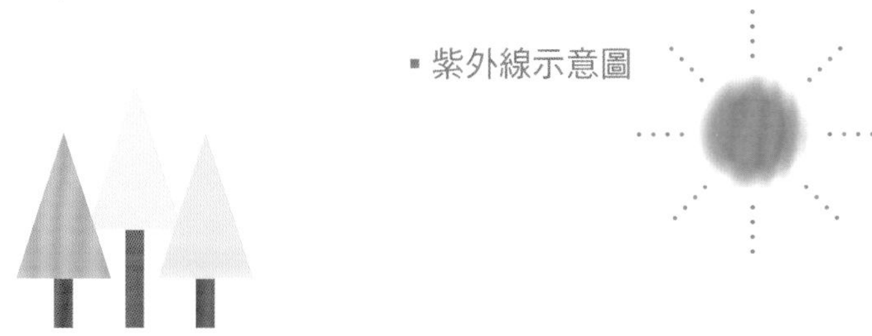

▪ 紫外線示意圖

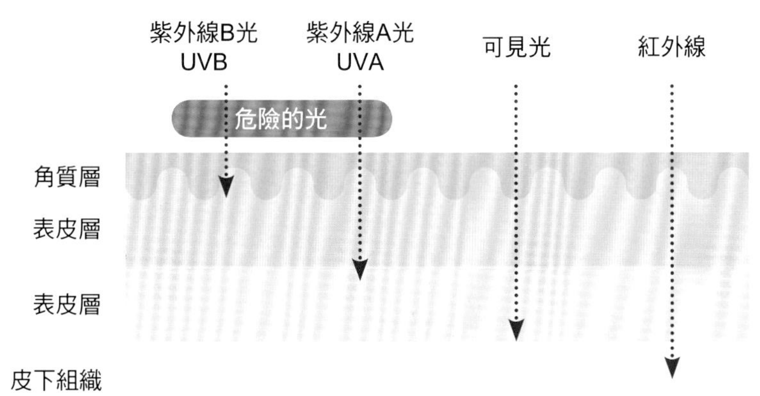

增加皮膚彈性的能力

　　隨著年齡的增加，人類皮膚的彈性，會因彈性纖維漸漸溶解而降低。研究顯示海藻多醣體，具有增加皮膚彈性的能力，可以防止皮膚老化。

　　臨床實驗指出塗敷含高量岩藻糖之多醣體，可以有效刺激皮膚彈力蛋白的合成，並且具有良好水溶性，對皮膚沒有刺激性及不會造成過敏等特性。若能有效利用，即可將海藻開發成為新的草本保養品素材。

・海藻萃取液含高量岩藻糖多糖體，能增加皮膚彈力蛋白的合成能力。

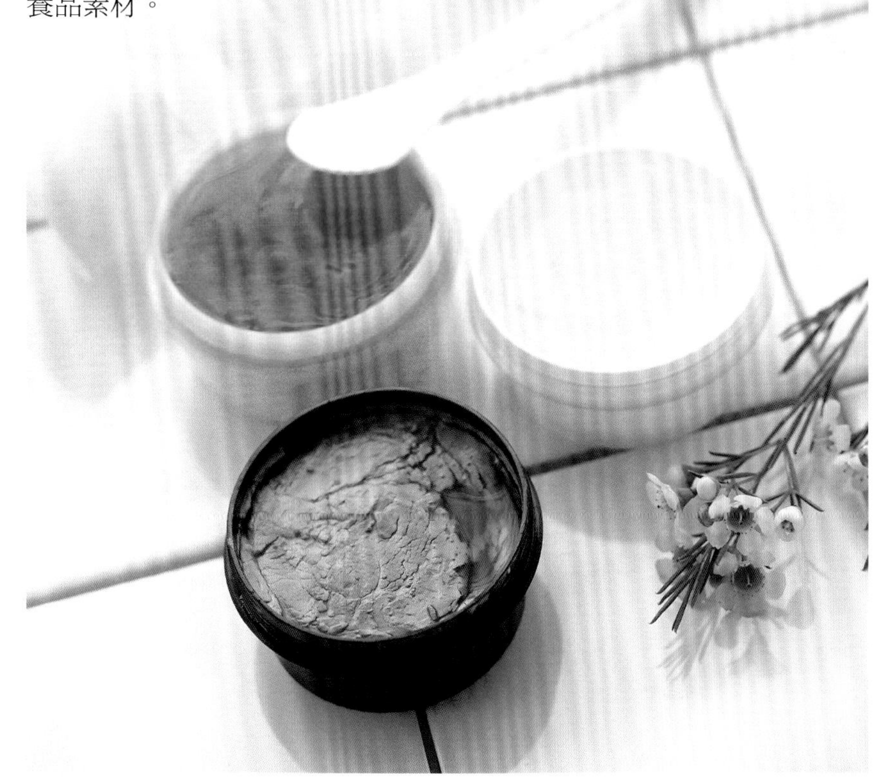

4 六款超好用自製面膜

＊海帶粉活膚面膜

材料：

- ·海帶粉 10克
- ·熱水 10毫升
- ·蜂蜜 5毫升

作法：

將所有材料放入碗中，攪拌均匀，即可使用。

使用方法：

1. 清潔臉部後，取少許均勻地敷在臉上，可著重在眼、唇部肌膚。
2. 靜置15分鐘用溫水洗淨。

美麗訣竅：

海帶又稱為昆布，是一種褐藻類，含有相當豐富的膠質、胺基酸，對肌膚來說，海帶具有保濕、賦活肌膚，促進肌膚新陳代謝的功效。這款面膜所用的是中藥店可以買到的海帶粉，很容易溶於水中，能夠增加肌膚的含水量，並賦予肌膚彈性。乾燥缺水的肌膚，可以加水再調和少許蜂蜜，會更加滋潤。

＊海藻緊膚水膜

材料：

- ·海藻 15克
- ·橙精油 1滴
- ·棉布袋 1個

作法：

1. 將海藻放入棉布袋中，入水煮30分鐘後，將湯汁倒入臉盆中。
2. 臉盆中加入38℃的熱水，隨後滴入橙精油即可。

使用方法：

1. 清潔臉部後，將紙膜浸在藥汁中，隨後敷在臉部。
2. 10分鐘後，用溫水洗淨，每周1次。

美麗訣竅：

適合鬆弛、色澤不良的皮膚以及經常喜歡食鹹、辣、煎、炸，喝咖啡的人。幫助皮膚底層排出毒素，促進皮膚血液循環。去除累積在表皮上的死細胞，並使已變厚的表皮回復正常，提高皮膚的免疫能力，刺激細胞的重生功能。

*海藻保濕面膜

材料：

- 海藻粉 50克
- 黏土粉 50克
- 蘆薈葉 1片
- 純淨水 100毫升

作法：

1. 蘆薈葉洗淨，去皮去刺後放入榨汁機中榨汁，取其汁水放入玻璃器皿或碗中。
2. 將所有材料混合，攪拌均勻即可。

使用方法：

1. 清潔臉部後，均勻地敷在臉上，避開眼、唇部位的肌膚。
2. 15～20分鐘後用溫水洗淨。

美麗訣竅：

因保水性及緊縮性的雙重作用，可改善乾性及油性肌膚的分泌狀態，使之漸趨於中性肌膚，並促使毛細孔收縮細緻。對於電腦輻射、油脂分泌過剩造成的毛孔粗大，能有效平復毛孔，並可阻止肌膚表面的水分蒸發，使肌膚常保水嫩光澤。

*海藻活膚面膜

材料：

- 海藻粉 5 克
- 甘油 5 毫升
- 純淨水 少許

作法：

將所有材料放入碗中調成糊狀即可。

使用方法：

1. 臉部清潔後，將面膜均勻地在臉上，避開眼、唇部位。
2. 20分鐘後用溫水洗淨。

美麗訣竅：

深入毛孔吸取並帶走多餘油脂、殘留污垢，深層淨化肌膚，讓黑頭粉刺消失，能快速去除老化角質，促進健康細胞再生；加速肌膚新陳代謝、排除體內毒素、美白肌膚、為肌膚補充充足的水分，使肌膚具彈性有光澤。

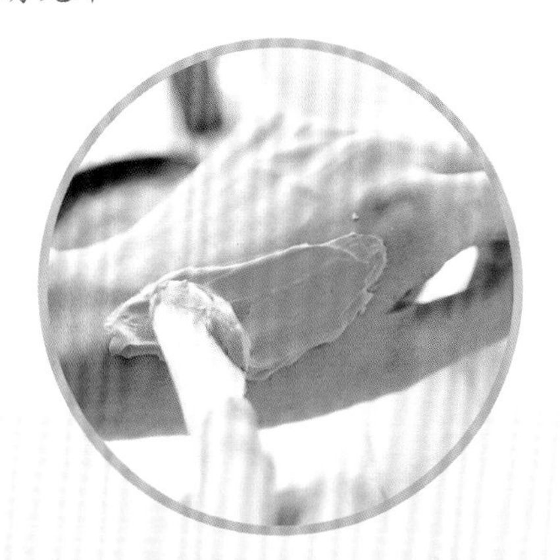

*綠藻優格美顏面膜

材料：

・綠藻粉 1茶匙

・原味不加糖優格 2茶匙

作法：

將材料混合攪拌均勻。

使用方法：

1. 將調製好的面膜材均勻敷在臉上（但避開眼部與唇部四周）。
2. 靜置10～15分鐘後，再以冷水沖洗乾淨乾性膚質每周一次，油性膚質每周2～3，次未使用完之材料，可保存在冰箱內，最好於一周內用完。

美麗訣竅：

優格含天然乳酸成分，是很好的保濕劑，也能加速老化角質脫落，促進肌膚再生，避免毛孔阻塞，因此常使用可減少粉刺產生；綠藻粉則富含維生素B群、維生素E、β胡蘿蔔素，能加速排除各種毒素，促進肌膚新陳代謝，也有助於強化肌膚，減少紫外線對肌膚的傷害。

*小黃瓜綠藻冰鎮面膜

材料：

・綠藻粉 少許

・小黃瓜 1條

・面膜紙 1張

作法：

1. 將小黃瓜刨成泥
2. 調和綠藻粉即成綠美人面膜，置於冰箱冷藏。

使用方法：

1. 面膜紙沾取綠美人面膜，敷在臉上（可用於眼部四周）可以天天使用，尤其適合運動或曬傷後使用。
2. 未使用完之材料可保存在冰箱內，最好於一周內用完。

美麗訣竅：

多數面膜都不適用於眼部四周，這一款冰鎮面膜，也可用於敷護眼部四周的敏感肌膚。小黃瓜具有舒緩、鎮靜、美白，及收斂肌膚之功效，也富含維生素C、黏多醣體，適合敏感脆弱肌膚使用，尤其適用於曬後肌膚的護理；綠藻粉能加速排除各種毒素，促進肌膚新陳代謝，也有助於強化肌膚，減少紫外線對肌膚的傷害。

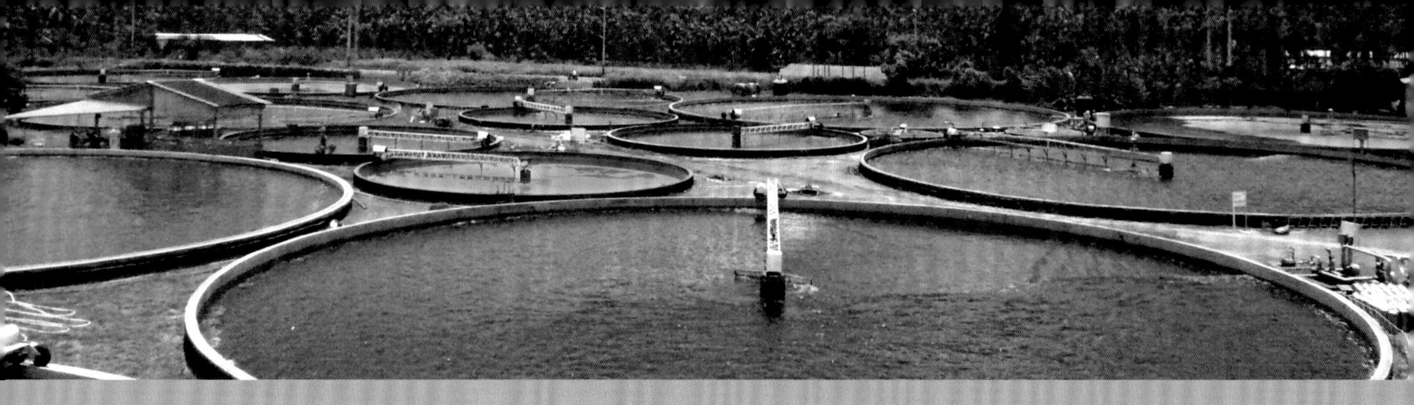

近年世界各國投入大量人力、物力，
從事中草藥的研究與開發，
「藻類」，便是其中一項相當熱門的素材，
在保健食品上也獲得消費者的支持與肯定，
日本強調藻類能改善體質，
每位國民平均每天吃掉32.6顆綠藻片；
法國科學家，證實藻類能促進傷口癒合；
前蘇聯發現，藻類可使免疫球蛋白數量正常化；
在德國，藍藻粉已是國民早餐必須品；
台灣在SARS期間，「為細胞帶上口罩」的研究，
更讓藻類蘊藏的神祕成分，成為防疫希望之所寄。

近年來以有效纖體塑身，
搶占各大媒體版面的「寒天」，
其實就是洋菜，
製成的食品各大超商都看得到、買得到。
藻類不僅是古老的浮游生物，
更是現代人最時尚的保健元素。
這些琳瑯滿目的保健食品，
應該怎麼挑?何時吃？吃多少？哪裡買？
可是購買與食用前，
一定要弄清楚的問題喔！

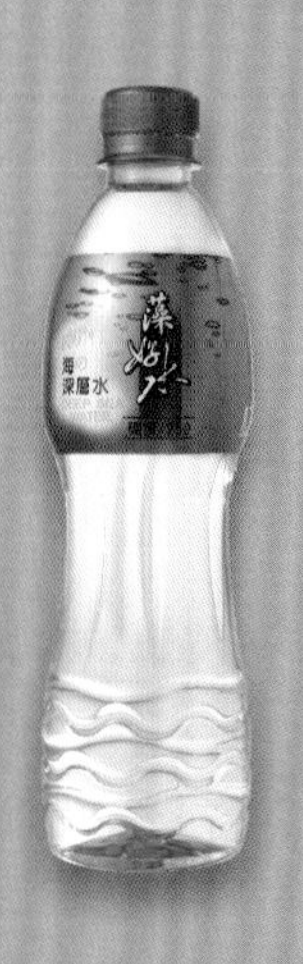

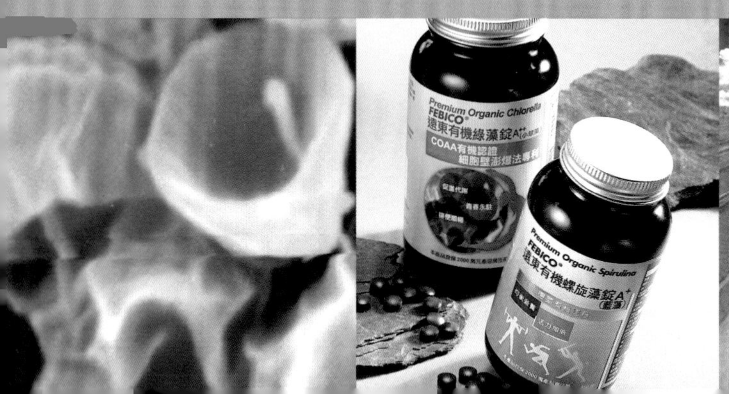

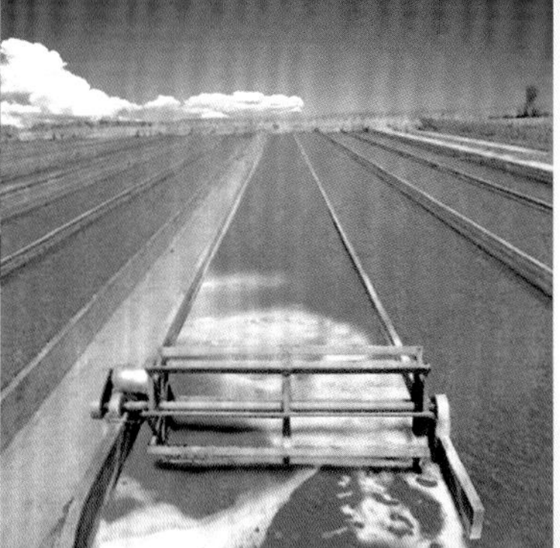

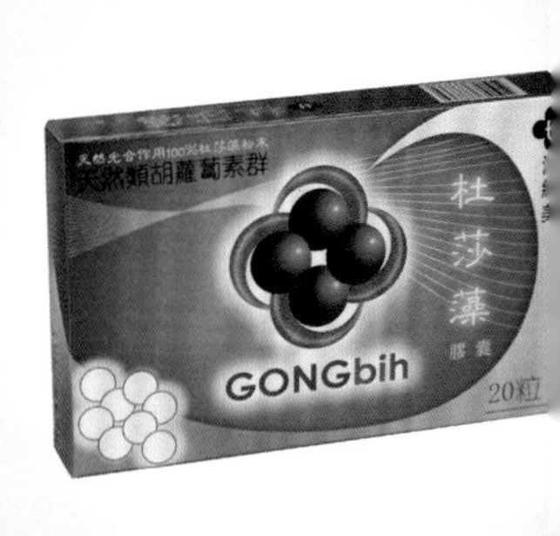

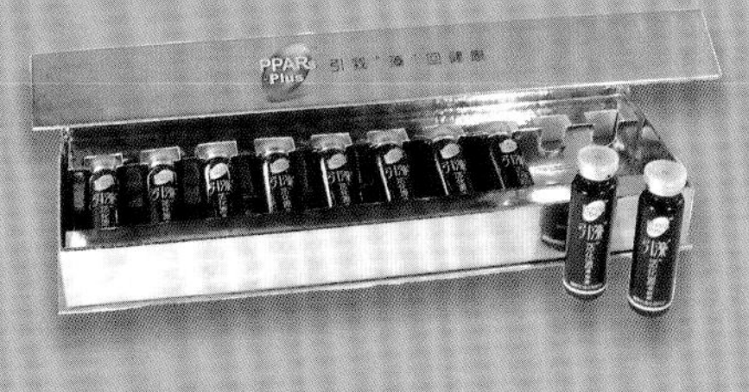

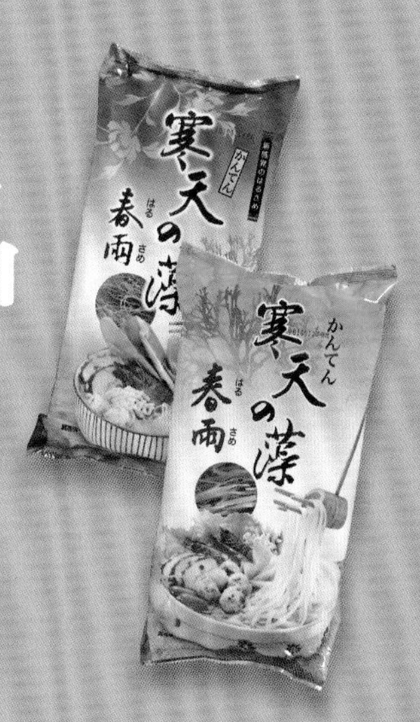

Part 4
怎樣吃藻類營養品最健康

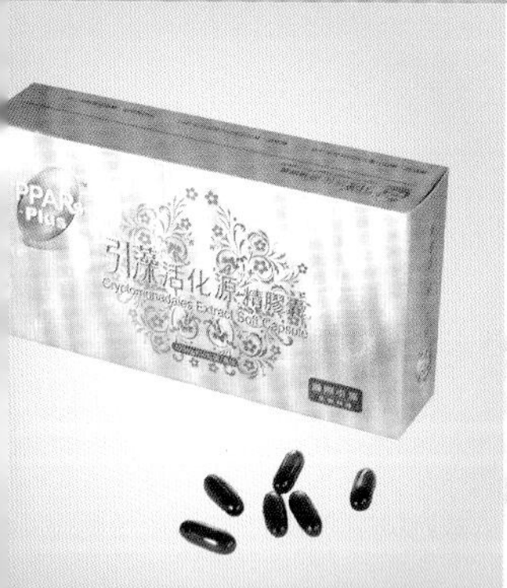

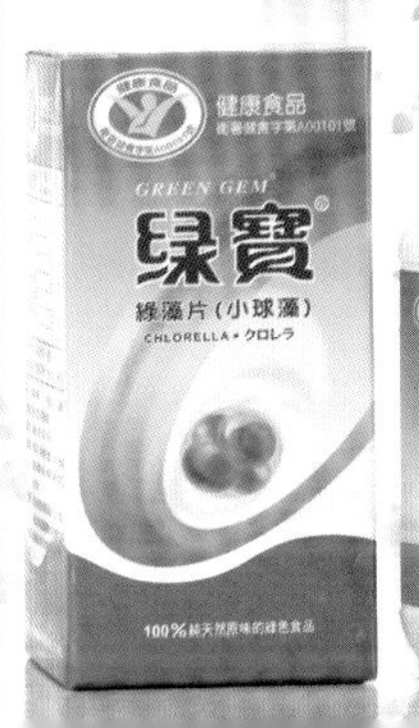

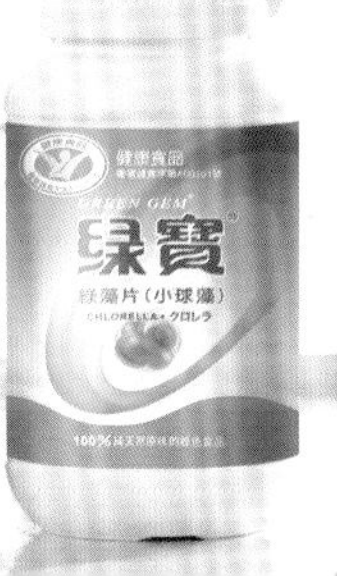

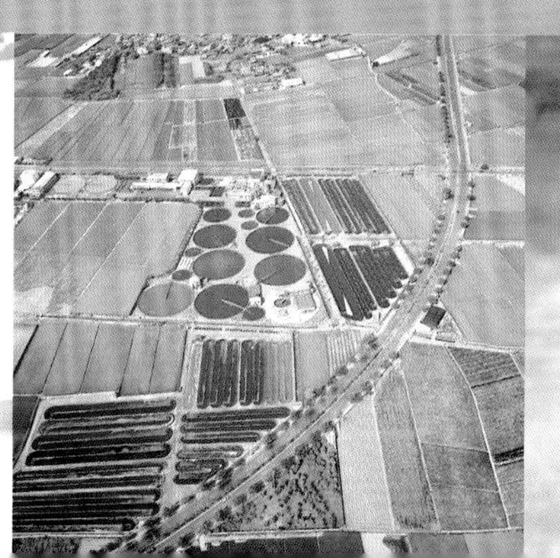

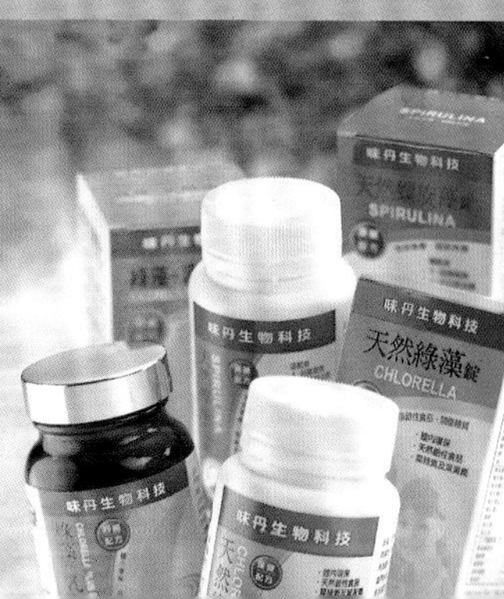

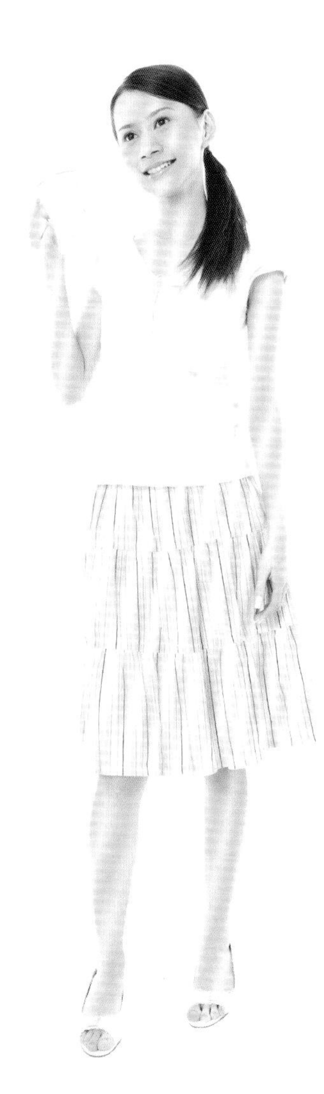

1 哪些人需要藻類食品？

藻類食物具有高蛋白、低脂肪、富含維生素以及鈣、鐵、碘等多種微量元素的特點。現代科學研究發現，如果每天吃100克藻類食物，不但可以提供一定量的蛋白質，還可以提供一個成人每天所需維生素C量的67%。

藻類具有一定的保健功能，能滿足不同人的不同健康需求。

女性美麗的祕密武器

女性經期大量的血液流失會造成鐵元素缺乏，多吃藻類食品能夠有效補鐵。女性應多吃些藻類食物，適時補碘。此外，藻類食物蛋白質中的蛋胺酸極為豐富，長期食用，可以使乾性皮膚變得富有光澤，油性皮膚減少油脂分泌，能改善女性頭髮髮質脆弱、分叉、無光澤，易掉髮等惱人問題。

男性雄風的天然「偉哥」

英國營養協會的帕來克博士曾經說過：「海藻含有長久以來在男人生理過程中，扮演重要角色的一切來源。」藻類食物中豐富的碘、鉀、鈉等礦物質元素，是保障甲狀腺活力的重要物質，而甲狀腺對性衝動和性刺激有很大作用。

老人身體的「清道夫」

藻類食物中含有活性多肽，功能與胰島素相似，對糖尿病患者有較好的治療和保健功能：其中優質蛋白質、不飽和脂肪酸是糖尿病、高血壓、心臟病患者所需要的；藻類食物中的甜菜鹼和海藻酸、褐藻酸等，有降低血液中膽固醇的作用。此外，紫菜中的牛磺酸對於保護視力和老年人的大腦有重要作用；海帶中岩藻多糖還能阻礙動物紅血球的凝集反應，能防止血栓形成，並防止由於血液黏度升高而引起的血壓上升。

兒童成長的「保護神」

藻類食物中富含兒童生長發育的多種營養物質。鈣是兒童骨骼發育的必須元素；碘是甲狀腺素的主要成分，甲狀腺素可調節人體的生物氧化速率，影響生長發育和各種營養素的代謝，胎兒和青少年的器官、組織分化、腦部發育都需要充足的碘。

沒有一種食物含有人體所需的全部營養物質，所以藻類要和其他食物搭配食用，才能發揮其最大的營養價值。

日本最先研發成功

最先注意到綠球藻的國家是德國，在1918年即開始研究，但因戰敗導致計畫中止；1940年再次研發，結果亦未能達成工業化生產的目標。

日本是最早研究微藻成功的國家，在1953年讓患有痲瘋病的患者食用含有綠藻的微藻菜湯後，使其病症減輕，成為應用於醫學上最早的開端。1957年成立「日本綠球藻研究所」，並發現綠藻生長因子。日本學者開始於各國演講綠球藻的開發情形，包括：法國、德國、美國和俄羅斯等地，引起廣大注意。

1988年日本將綠藻列為具療效的機能食品；1996年更將藍藻和綠藻列為健康食品；在日本暢銷保健機能性食品排行榜裡，藍藻與綠藻多年來都一直位於前二名，由此可看出微藻在日本的知名度很高並且深受大眾的肯定。

由於螺旋藻的高營養，1974年聯合國在「世界食品會議」宣布螺旋藻是未來最好的食物。世界衛生組織（WHO）並與德國、美國、法國、以色列、義大利、印度等國合作，全面研究螺旋藻的化學營養成分。

21世紀最佳保健食品

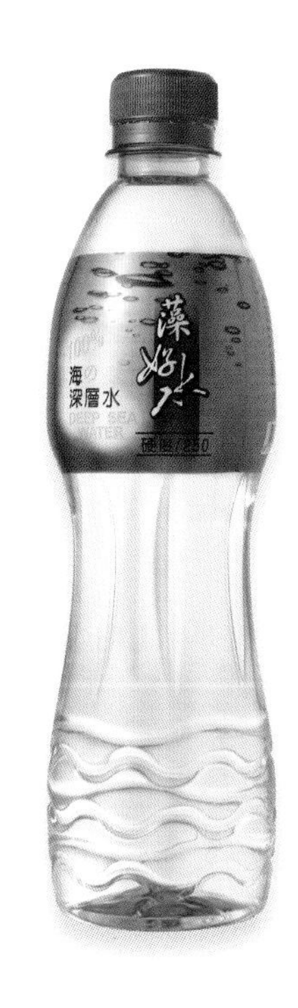

聯合國工業發展組織（UNIDO）則對螺旋藻進行一連串毒理學安全檢測和試驗，未見有任何異常，證明它是一種具有很高生理活性的天然物質，因而受到聯合國工業發展組織、聯合國糧農組織、美國食品藥物管理局和聯合國世界食品協會的推崇。

世界衛生組織稱螺旋藻為人類21世紀最佳保健食品，聯合國糧農組織將其列為21世紀最理想的食品，聯合國世界食品協會指其為21世紀最理想的營養源，國際兒童基金會認為食用螺旋藻，可以完全根除兒童營養不良的問題。

美國食品藥物管理局將螺旋藻選為最佳蛋白質來源之一，而美國太空總署（NASA）將螺旋藻視為最基本的太空食品並選為宇宙食物。日本健康食品協會將其指為優質健康食品，並經政府核准為特定保健用食品。螺旋藻是全世界唯一獲得歐、美、日、俄等多國政府肯定的人類最佳食品，並且讓許多國家列為保健、機能性食品或膳食補充品。

2 如何正確選擇產品？

市售關於微藻保健食品的樣式有藻粉、藻片、藻錠及藻膠囊等，普遍多以螺旋藻、綠球藻、杜莎藻和引藻等微藻為主要材料。

藍藻所含的藻藍素具有調整體質及增強體力的功能，綠藻所含有的綠藻生長因子則有調整生理機能的功效，藻精蛋白具有維持健康並且延遲老化的效果，這些是攝取蔬果也得不到的營養成分。

而微藻就營養價值方面，也遠勝於生長在陸上的植物，同樣重量的螺旋藻與各種蔬果相比，螺旋藻的營養價值等於各種蔬果總和的1000倍，因此，螺旋藻可幫助人在前往健康之道路上更跨近一步。

因為微藻對於人體好處多多，所以有許多生技公司各自研發製造微藻相關食品。關於藻類的保健食品，有藻粉、藻片、藻錠及藻膠囊等樣式，普遍多以AFA藻（淡水的藍綠藻）、藍綠藻、小球藻、杜莎藻和引藻等微藻為主要材料，強調包含多種營養成分可為人體所補給。

選對產品不花冤枉錢

有以下狀況的人都該進一步了解，並使用此類保健食品：

- **蔬果攝取不足的人**
- **飲食不均衡的人**
- **消化機能不順暢的人**
- **酸性體質的人**
- **缺乏鐵質的人**
- **想要常保健康活力的人**
- **身體虛弱常常打噴嚏流鼻水的人**

藻類保健食品如雨後春筍般出現於市面上，琳琅滿目的產品讓人眼花撩亂，在此特別介紹七家優質廠商的產品，讓您選擇參考。

台灣綠藻公司

．綠寶

台灣綠藻公司是台灣第一家企業化大規模生產，專業精製綠藻的製造商。1964年推出以「綠寶」為名的綠藻片，意謂促進人體健康的綠色寶石。

堅持以成本較高的戶外池培養

將綠球藻以日照充足的戶外池培養後，經過濾、脫水、殺菌、噴霧乾燥等過程，成功製作出綠藻保健食品。其產品強調綠藻（*Chlorella pyrenoidosa*）含有高分子量水溶性多醣體（Immurela），具有免疫促進的活性，可幫助人體抗菌功能，提升免疫力。

破壁處理提高綠藻被吸收的能力

綠藻的細胞壁是由多醣體及纖維質等，多層結構組成的，與其他藻種比較起來較為堅硬，沒有經過處理的綠藻，不易為人體消化。有鑑於此，台灣綠藻公司在加工過程中，特別經過「細胞壁破碎處理」，使細胞壁出現裂痕，卻仍保有原來的組織及營養成分，不但可提高綠藻的消化率達80%以上，營養素也能迅速地被人體吸收利用。

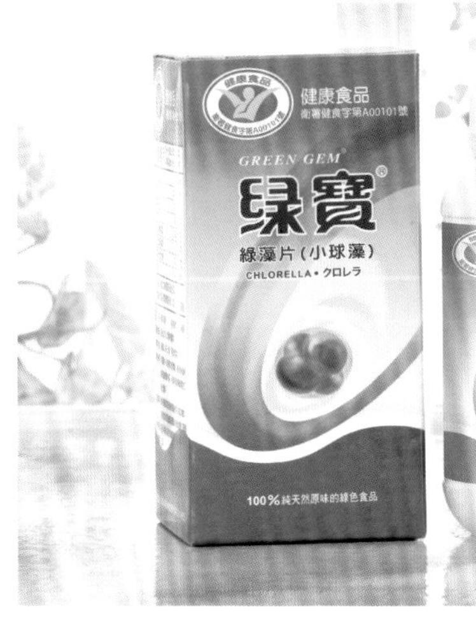

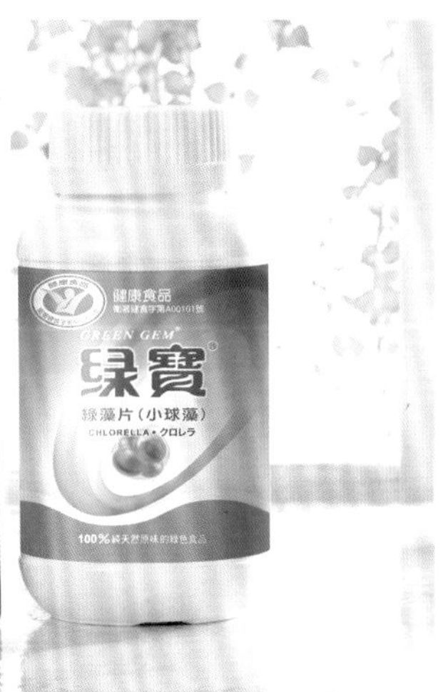

幫助人體抗菌功能，提升免疫力

台灣綠藻公司秉持100%天然的優質綠藻，不含任何添加物，通過GMP及ISO9001國際品保認證，並取得破壁處理技術專利，**是第一家榮獲「調節免疫功能」藻類健康食品的公司**。

人體的免疫系統，主要作用為保護人體避免受到外來病毒、細菌等微生物或毒素的傷害，維持細胞正常機能運作。在人體中，大約有75%的免疫球蛋白屬於IgG，是最主要的循環性抗體，提供長期保護與終生免疫。IgG也是唯一能通過胎盤，存在於初乳中提供胎兒免疫力的抗體，大家所熟知的初乳，能增強免疫力就是含有IgG。

虛弱體質最佳補養品

綠藻中珍貴的、植物界著名的特殊成分C.G.F（小球藻成長促進因子），主成分為核酸（DNA, RNA）、短鏈胜肽（peptide）、多醣體（polysaccharide）、完整的人體基本胺基酸（essential amino acid）等珍貴且多元的營養素，讓綠藻在短短20小時即產生4個新細胞，迅速被人體吸收，幫助調節生理機能，更是虛弱體質、慢性病患滋補的營養品。

· 綠藻以戶外大型養殖槽養殖，日照充足才能培殖出好藻體。（圖片提供／台灣綠藻公司）

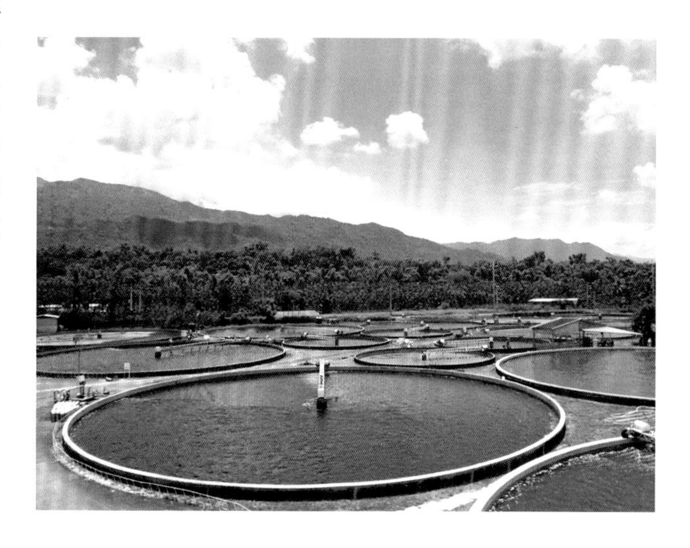

長庚生物科技・三合一藍綠藻

藍藻、綠藻及淡水藍綠藻（AFA）都是30億年以前，地球上最早進行光合作用的生物，能保留來自陽光及礦物元素的營養能量，也是地球上最原始的生命。

螺旋藻（Spirulina）的營養及功能

螺旋藻是螺旋狀的水生植物，屬於藍（綠）藻門（Cyanophyta）為螺旋藻，其營養價值極高：除了含有豐富的植物性蛋白質、胺基酸、核酸、礦物質及維生素外，藍藻含有特殊的藻藍素CPC（C-Phycocyanin）及Sulfolipid能調整體質、增強體力；高含量的必需脂肪酸、γ-亞麻油酸（GLA）能維持健康。藍藻已被全球公認為最具開發價值的微生物藻類。

小球藻是小球型的單細胞綠色淡水藻植物，除了提供豐富的植物性蛋白質、胺基酸、核酸、礦物質及維生素外，有「綠色血球」之稱的小球藻含有比一般綠色食品高出10倍的葉綠素，葉綠素與血紅素構造相似，能促進新陳代謝；小球藻更含有特殊可貴的小球藻成長因子C.G.F（Chlorella Growth Factor），可以調整生理機能，葉綠素與CGF互相配合，使身體保持健康，精力充沛。

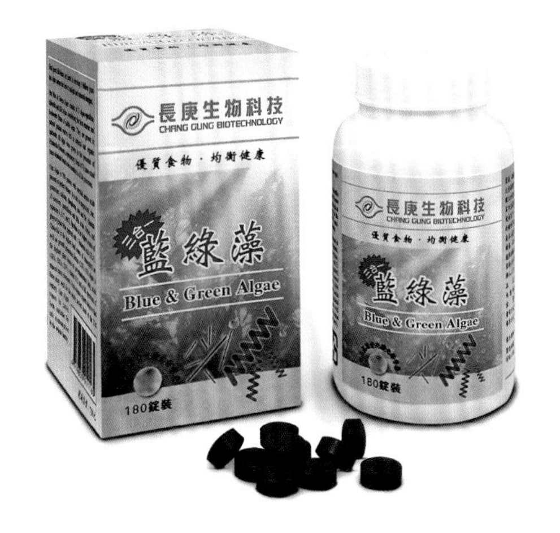

淡水藍綠藻（*Aphanizomenon flos-aquae*, AFA）的營養及功能

AFA藻是絲狀的天然野生淡水藻植物，無法人工培養。生長於美國俄勒岡州，富含76種有機礦物元素之克拉瑪斯湖（Klamath Lake）的AFA藻，提供豐富的植物性蛋白質、胺基酸、核酸、必須脂肪酸、藻藍素、葉綠素、β-胡蘿蔔素及維生素，AFA藻含有更豐富的維生素B_{12}及數十種人體所需最完整的礦物質微量元素。AFA藻更富含素食者最需要的多元不飽和脂肪酸（ARA、DHA、EPA）。AFA藻是最受矚目的微生物藻類食品，能調節生理機能、延年益壽。

長庚生技藍綠藻的特色

1. 唯一以天然有機酸螯合富含76種奈米級微量元素珍貴的「真原素」培養，並利用現代生物科技調控生產之藍藻及綠藻，加上珍貴天然AFA藻的高優質產品，完整保留來自真原素與陽光的營養並傳達到國人體內，維持國人健康。
2. 螺旋藻及AFA藻細胞壁結構柔軟，易被胃酸分解，消化吸收率高達94.7%。另以細胞壁膨爆法，有效打破小球藻堅硬的細胞壁，而不破壞營養成分，使綠藻消化率自45%提昇至85%，讓消費者吃得健康又有效率。
3. 螺旋藻、小球藻及AFA藻三合一，提供高達70%的植物性蛋白質、多種人體必需胺基酸、必需脂肪酸、核酸、藻藍素CPC、葉綠素、綠藻成長因子CGF、β-胡蘿蔔素、各種維生素及完整的礦物質微量元素，更富含素食者最需要的多元不飽和脂肪酸（ARA、DHA、EPA），提供您更均衡完美的營養。

・澎爆破壁圖。（圖片提供／長庚生物科技）

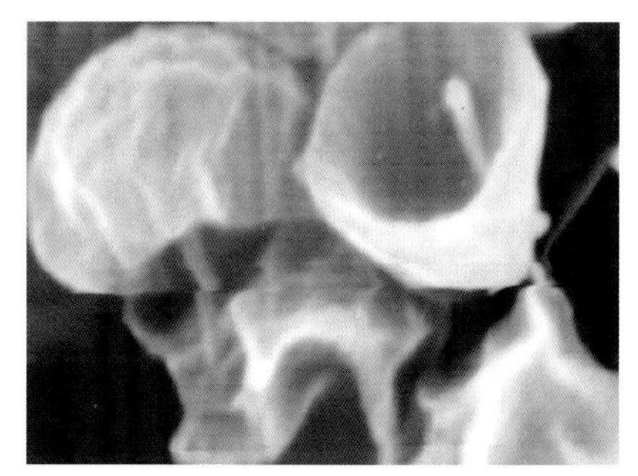

味丹生物科技

天然綠藻錠・天然螺旋藻錠

味丹生物科技於1974年，投資東海綠藻工業股份有限公司，共推出味丹生物科技天然綠藻錠和螺旋藻錠兩種。

15世紀即為美洲人蛋白質來源

在非洲，螺旋藻是紅鶴的主要食物來源，查德湖（Chad lake）湖畔的居民也會採集湖泊中的螺旋藻（*Spirulina platensis*）藻體當成食物。無獨有偶，在地球另一端的中南美洲，居住在墨西哥Texcoco湖畔的土著居民Aztecs人，也有食用該鹽鹼湖生長的藍綠藻的習慣，經鑑定該藻種為 *Spirulina maxima*。

據考察，早在1492年哥倫布發現美洲大陸之前，Aztecs人已食用螺旋藻，並且是其日常飲食中，蛋白質的主要來源。

含有螺旋藻最完整的營養

「味丹生物科技天然螺旋藻」採用該公司自有之「東海綠藻工廠」所生產的天然螺旋藻為原料，經均質、打錠製作而成。本天然螺旋藻是採用該公司歷經多年精心篩選之螺旋藻藻種—*Spirulina platensis* 培養在清淨之水體中，使行光合作用所合成之螺旋藻藻體，經分離、洗淨、噴霧乾燥而得，含有天然螺旋藻細胞最完整之營養。

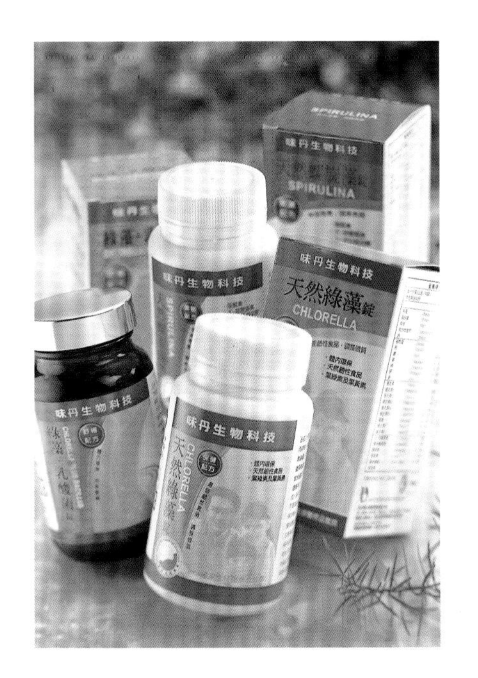

篩選優良螺旋藻藻種、配合良好的天然培養條件和現代化之加工製程，生產含有豐富蛋白質、礦物質、維生素、β -胡蘿蔔素、葉黃素（lutein）、玉米黃素（zeaxanthin）、藻藍素和γ -次亞麻油酸等多項機能性成分之優質產品，為一種綜合性之天然保健食品，適合日常保健食用。

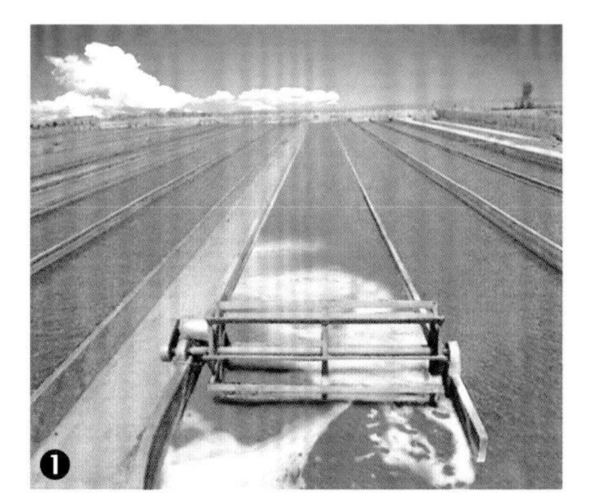

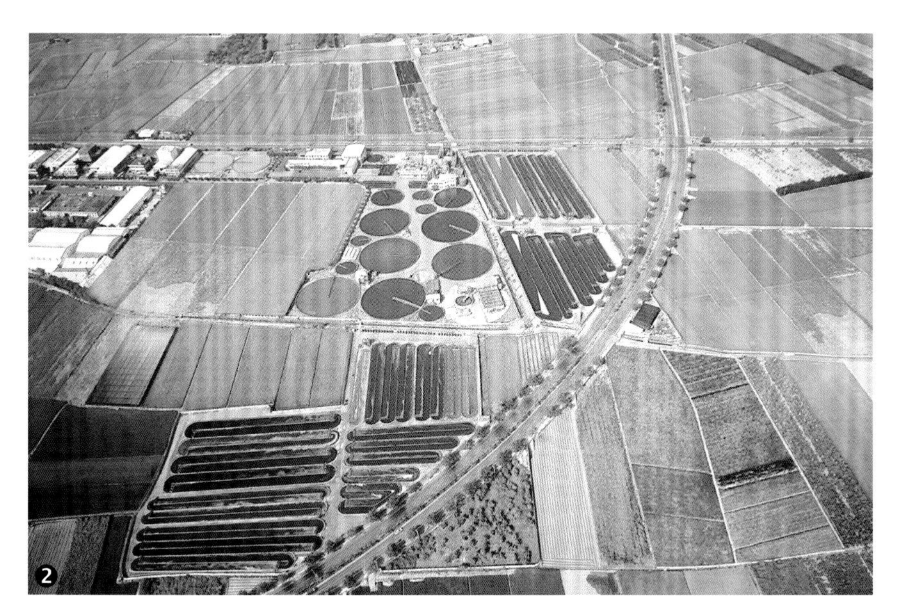

❶藍藻培養池。

❷味丹埤頭廠空照圖。（圖片提供／味丹生物科技）

大家優藻生物科技

・綠元素綠藻

・藍波藍藻

大家優藻生物科技，為國內最大海水藻類供應商，使用澎湖純淨的海水培養海水微藻及大型海藻。並且與日本琉球大學大城肇教授、台灣海洋大學的專業研發團隊合作，進行各種藻類之研究，研發各種養殖技術，把各種高營養價值藻類量產，並拓展日本及海外市場。

目前該公司微藻產品有海水藍藻、綠藻；大型藻產品有葡萄藻、真草、平草、紅藻、寒天原藻。

綠藻核酸（C.G.F.）延緩老化

大家優藻生物科技特別針對現代人面臨的健康威脅，規劃「體內環保」、「營養補給」、「生理調節」、「青春永駐」、「增強體力」5 個改善流程，微藻保健食品推出「綠元素」及「藍波」二種系列。

「綠元素」由小球藻製成健康錠和膠囊兩種，強調100%純原料不添加硬脂酸酶（賦型劑），使用專利技術可將100%粉狀綠藻原料製成錠劑。

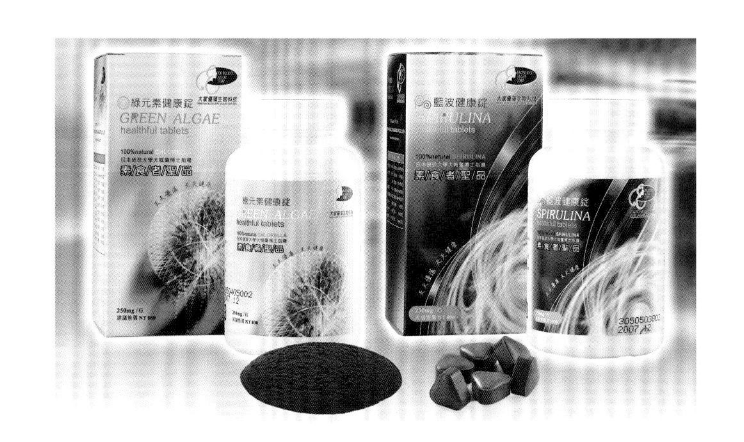

「藍波」系列則從螺旋藻，萃取的一系列特殊水溶性藻精蛋白，提供健康維持、調整體質及延緩老化的最佳效果，首創防護性的營養補給。

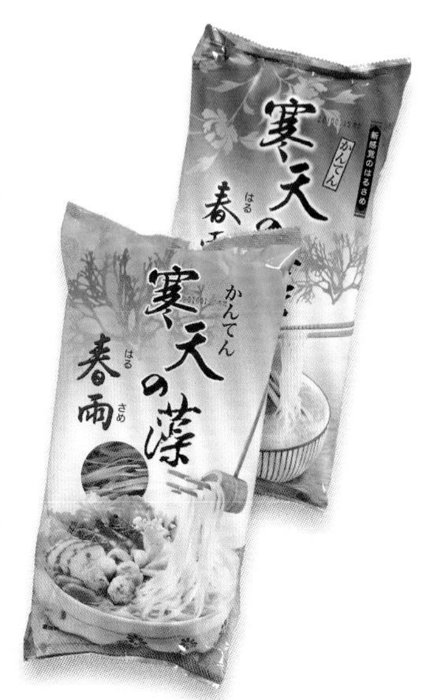

日本琉球進口健康無洗米

與日本琉球食糧株式會社合作，將藻類及數種珍貴中藥附著於日本米上，除具高營養價值外還兼俱養生的功能，增進人體健康之效果，此技術乃為台灣農業上之一大創舉，目前全台灣僅本公司據此項技術，今後將為米食界帶來重大改革。

綠藻蔬菜甘醇醬油

隨著時代的變遷和科技的進步，人們對吃的品質越來越講究，連小小的沾醬也講求養生觀念。有鑑於此，大家優研發出顛覆傳統以大豆釀造醬油的方式，而是使用了含豐富蛋白質的綠葉蔬菜「魯梅克斯」及「寒天」來釀造醬油。

綠藻蔬菜甘醇醬油，集健康與美味於一身，具有少鹽、低普林等特點，風味更是比目前世面上的市售醬油更天然、更甘美。相信是沾醬、滷肉及增添菜餚鮮美的調味料新選擇。

該公司計畫未來將致力於藻類各種營養素及微量元素之萃取研究，並將之應用於各種食品、化妝品及醫療上。今後預計以日本、美國為先期行銷之市場，再繼續擴張至歐洲及全球其他國家。

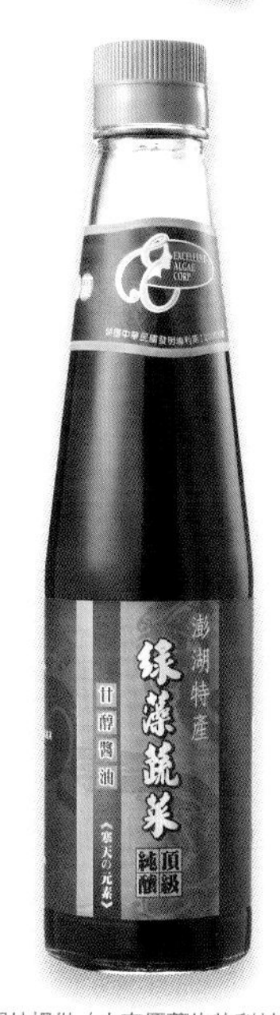

（圖片提供／大家優藻生物科技）

遠東生物科技

・有機螺旋藻A+

・有機綠藻A++

投資上億，佔地14甲、遠東生物科技公司有40個藻的培養池（約10萬噸）、高科技研究室，為國內最大的微藻原料應商。目前主要以銷售日本、歐美為主，未來將逐步規劃成為全亞洲最大的微藻供應商。

以純淨天然礦泉水培育

微藻的生長環境，一定要在「水質純淨、陽光充足、空氣清新」的地方！歷經長期的尋覓，1976年，遠東生技的研究團隊終於在大武山下，找到全球首屈一指的微藻培育地點：熱帶充沛的陽光照耀下，清澈潔淨的純天然礦泉水，潺潺地流入五百噸的光合培養池中，孕育出最高品質的微藻，並且利用藻類會吸附水中養分的特性，將礦泉水中的鋅、硒等各種微量元素，轉化為有機的礦物質，進而大大提升了微藻的營養價值以及人體的利用率。

綠藻易消化「細胞壁膨爆法」處理

由於綠藻的細胞壁很厚，使得消化率只有40～50%，很難被人體消化及利用。日本技術是以磨碎法來碾破細胞壁，但細胞壁雖被破壞 ，卻也連帶把一些不該有的金屬成分也摻雜其中，甚至造成養分流失的問題。「遠東生技」（FEBICOR®）所研發出獨特的專利易 消化「細胞壁膨爆法」，採用低溫高壓的方式，成

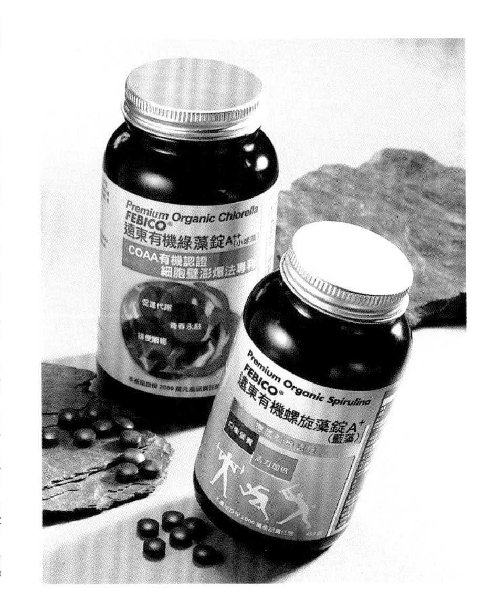

功地將綠藻的細胞壁爆破，將整體吸收率提高到 80%，讓人體更容易吸收，同時食用上也更加安心。

素食者最佳營養補充劑

由藍綠藻製成的產品為有機螺旋藻A+，主張能強化代謝、提振精神、增進體能及提升身體新陳代謝，由小球藻製的有機綠藻A++，消化吸收率達80%，強調可使排便順暢、幫助體內環保、明亮不疲勞及調節生理機能，綜合的有機素保樂，則可補充素食者易缺乏之營養素。

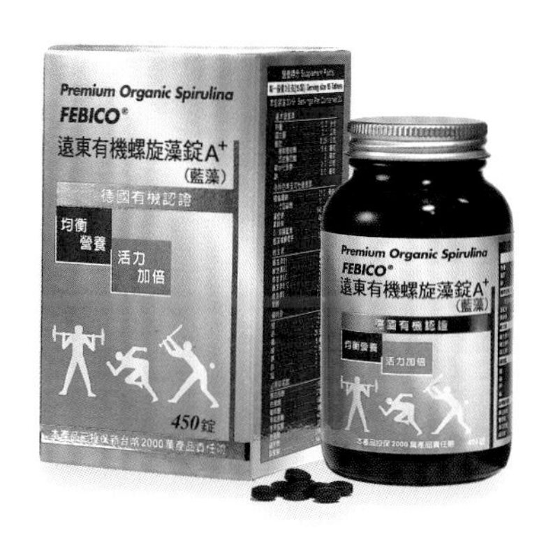

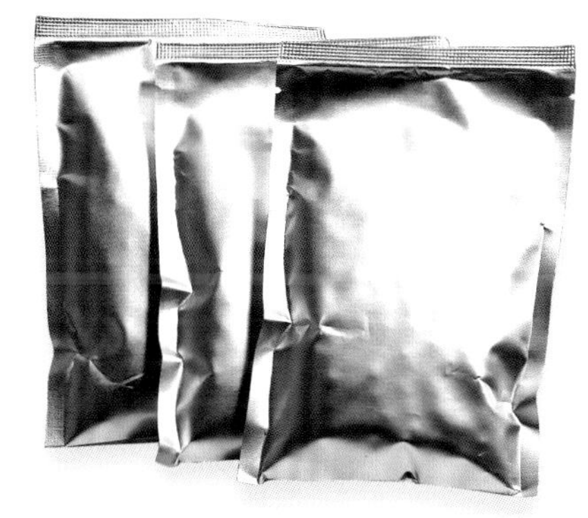

・為忙錄的上班族設計的鋁箔包，小巧便於攜帶，十分貼心。

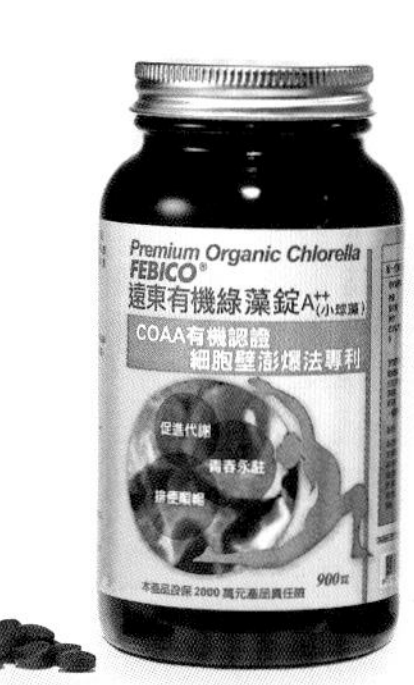

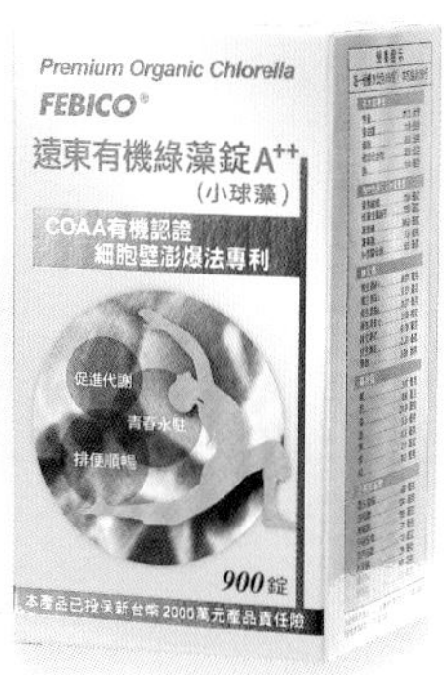

國際引藻生物科技·引藻片

國際引藻生物科技創立於1965年，主要銷售對象為東南亞、日本及歐美各國，並同時積極投入優質藻類的開發研究，集合享譽國際的生化、醫學等科技專家，於1992年成功研發其主力藻種——引藻，為獨步全球的高生物科技產品。

引藻堪稱藻類食品中極品

產品分為引藻片健康食品系列、引藻PPARs系列、引藻保健系列、引藻美容系列及引藻養生系列。值得一提的是中藥藥引，可引發和開啟細胞中的活化因子，具有降低血中三酸甘油酯及低密度脂蛋白膽固醇之功效並活化PPARs的效果。因細胞壁薄，消化率高達95%，堪稱引藻為藻類中的佼佼者，屬於極品、藻中之王。

引藻的保健功效

1.均衡營養及增強體力：

引藻含有人體所需的營養，且按其所需的比例而含有之，引藻不但含有大量的蛋白質，且其蛋白質組成中，富含人體所必須之胺基酸。另外引藻更含有以天然狀態存在之維他命，這些維他命與荷爾蒙共存在健康人體內，是維持人類正常發育與健康不可或缺的。除此之外，現代人生活上所必須維他命和礦物質，均可從引藻獲得。而且它的營養分為植物性天然有機物，能親和於人體沒有副作用。因為營養的不均衡，是慢性病的一大原因。

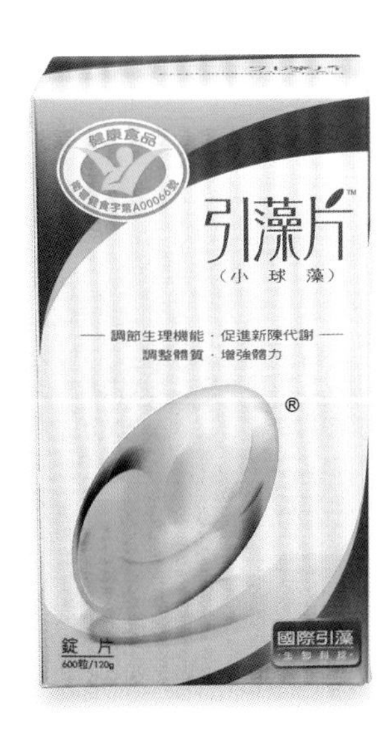

2.調整體質及調節生理機能：

引藻能調整體質及調節生理機能。酸性體質為一切慢性病的根源，體質異常（酸性），常會引起各種毛病，像疲勞，皮膚失去光澤，皮下脂肪積存等等，失去對疾病的抵抗力。人體最好的體質為微鹼性，健康人維持在pH7.35～7.45之間，當數值出現異常時表示身體有了異常一酸性體質。

國際引藻生物科技有限公司，為推廣其產品，邀請全球首屈一指的鑑識專家李昌鈺博士，代言「引藻系列產品」，引藻片經動物實驗證實，具有降低三酸甘油酯及低密度脂蛋白膽固醇的功效，而且引藻片為第一家通過健康食品認證的藻類食品。

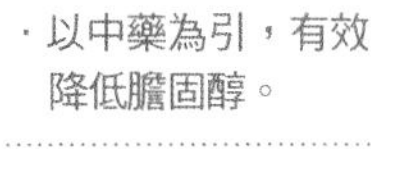
・以中藥為引，有效降低膽固醇。

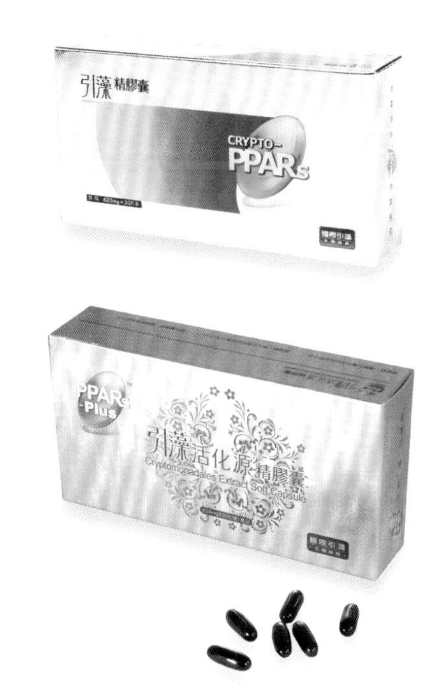

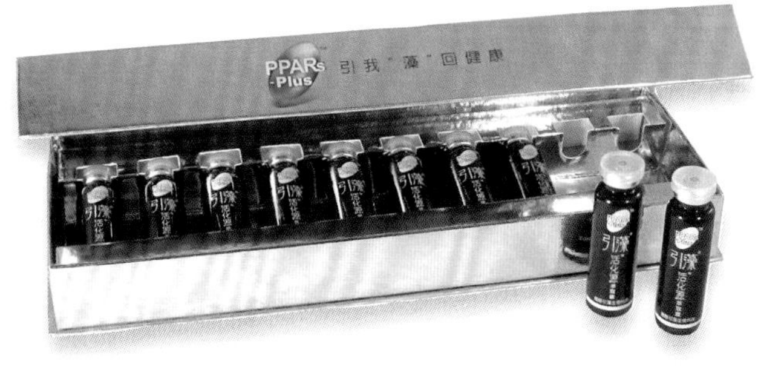

光璧企業・活綠美綠藻片

光璧企業股份有限公司，於1975年設立台豐綠藻股份有限公司，推出活綠美綠藻片、綠藻精膠囊及杜莎藻膠囊三種保健食品。

助你做好體內環保

「活綠美綠藻片」採用日本營養價值最高，最適合人體吸收的優良綠藻品種，以天然光合作用和清淨泉水培育，是低卡、低脂、鹼性的保健食品，可平衡飲食營養，增強體力，促進新陳代謝，並幫助排便順暢，做好體內環保。

「活綠美綠藻精膠囊」以純物理性的方式抽出綠藻中具有生理活性的小分子蛋白質，經濃縮精製成高濃度液體後，再經噴霧乾燥製成粉末產品，ＯＤ值高達6000以上，是綠藻精華的濃縮品。

什麼是杜莎藻？

杜莎藻（*Dunaliella*）為帶有兩條鞭毛的單一細胞綠藻，由Teodoresco於1905年提出，並以首先發表此藻類的Dunal來命名。杜莎藻在分類學上歸類於綠藻綱、綠藻門、杜氏藻屬；其中以 *D. salina* 和 *D. tertiolecta* 品種最被為廣泛研究，又 *D. salina* 可以累積大量的類胡蘿蔔素於藻體內，深具經濟價值，是最早被提出可做為β-胡蘿蔔素商業量產的來源。

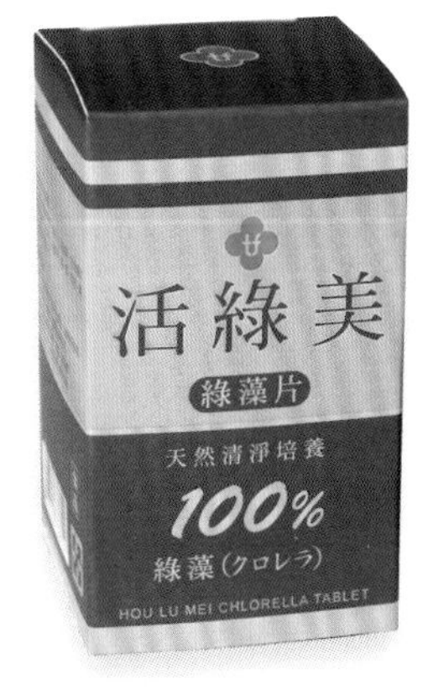

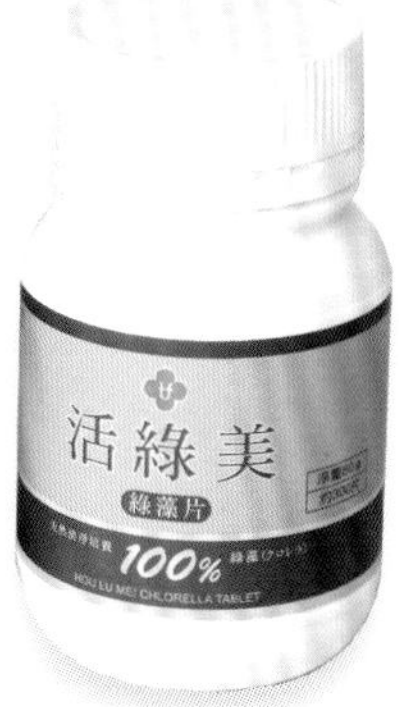

在自然界環境，*D. salina* 生存在鹽水湖泊或鹽水環境中；但是在這樣的環境下所培養的杜莎藻，會與其他大量的海水浮游生物同時存在，因此無法生產出單一純淨的杜莎藻體產品。

光璧企業杜莎藻是經由專業人員的選種、純化和單一藻種高純度培養條件下，使杜莎藻可在藻體內累積高達6% 以上的類胡蘿蔔素，其中包括β-胡蘿蔔素、α-胡蘿蔔素、葉黃素、玉米黃素及番茄紅素等多種天然胡蘿蔔素，而這是自然野放環境以及人工合成，無法提供的胡蘿蔔素品質。

健康微藻符合要件

藻類食品除了營養補給的食品價值外，還具備許多生理機能活化作用，其中又以延緩病毒複製、細胞成長促進及基因啟動因子的活化最受矚目。但由於各家生產品質良莠不齊，消費者於選購時應注意下列幾點，以保障自己權益：

- 製造商是否清楚標示
- 是否採用不透光包裝
- 藻錠味道是否不具腥味、鹹味
- 將藻錠泡水是否很快就能溶解
- 是否具有「ISO、GMP」品質認證
- 產地水源是否純淨
- 綠藻是否具有「專利易消化處理」
- 是否具有良好的售後服務

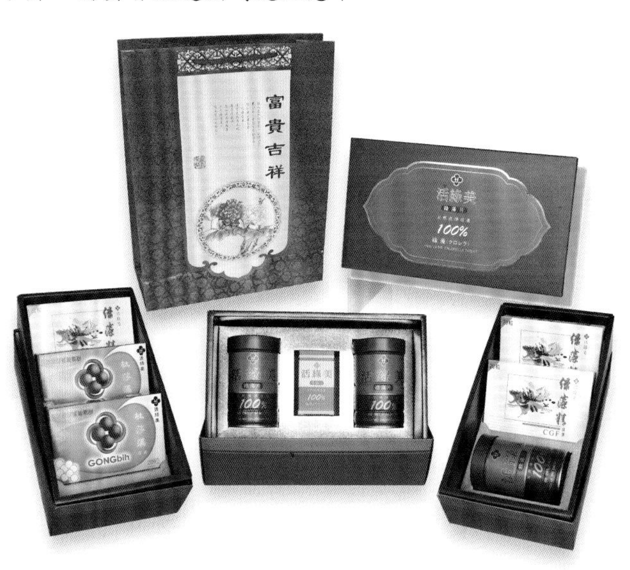

3 使用者見證

讀者見證1 螺旋藻改善糖尿病　重獲新生

高昕晴

21歲，澎湖縣人，目前就讀嘉義中正大學二年級，本來畏懼開學之將臨，因食用螺旋藻改善糖尿病，而重獲新生。

事情的始末，得由我的高中時代開始說起，因為那正是我的健康開始走下坡的始點。

在高中以前，我與同齡的孩子一般富有活力、精神煥發，並且神采奕奕；可是到了高中，我便發覺自己的體力遠不如前，一堂課之間，我只能盡力專注前15分鐘，而剩下的課程內容，只覺得疲憊而無法聚精會神；當時我一心希望能維持自己的課業，對於健康的常識不夠，還以為是缺乏運動所致，於是總趁著體育課時努力運動來鍛練自己，可是結果卻越來越累，身體幾近虛脫，精神卻依然沒有得到改善。

還以為是身子虛

當時我以為只是常見的營養不良——身子虛，高中課程裡，我感到極度的恐慌與無助，因為我幾乎無法做好課堂上的筆記，常常有種情況是：當我動筆寫了數百字之後，再也沒有力氣握筆；或是當我盡力要握好筆之時，筆卻由我的掌中滑落、碰觸到桌面，隨即滾落到地上。我一向知道我體質不好、營養不良；可是營養不良會到這種程度嗎？那時我身體的警訊還包括著腎臟虛弱。高中每學期的驗尿檢查我沒有一次通過，好幾次都要複檢，我直覺我有「病」

，而且這病並不單純。

可是當時的我依然什麼都不明白。我的成績一落千丈，對人生開始悲觀，我的人際關係變差，而後我又把所有責任完全歸咎到自己身上，以為是自己不夠努力、以為自己不夠完美，又覺得自己辜負了父母；可是當我再一次地試圖振作、重新起步時，才發現自己連可供投資的資本都沒有，就在我毫無警覺的情況下，我已被掏空。如此循環往復，強烈的自責和無力的現實逼壓著我，使我像是半個瘋子：一遇到上學就怕得想哭。

口渴、頻尿、體重減輕

我經常覺得口渴、頻尿、食慾大增，但容易疲勞且體重減輕……我決心把這個祕密憋著，因為我知道，當時依我的狀況進到醫院裡也只剩洗腎一途了，如此一來那我的人生還剩下什麼？活著的意義不在於長久，人生的目的也全然不是醫院、病房、藥水味，這是如此顯明的至理！治標不治本的西醫救不了我，我決心要靠自己。

後來我在高二時休學半年，半年的時光中，我看了很多與健康相關的叢書，學會了為自己腳底按摩，同時也開始調整飲食，我的健康改善得很慢，但我覺得很欣慰。

只是這樣的狀況，只維持到高中畢業，上大學後又開始惡化，因為繁重的課業與過度的外食與熬夜，使得原本累積起來的復原情況前功盡棄。（大學外食是逼不得已的，沒有選擇餘地）在台求學的澎湖學生不能常回家調養自己，又使我痛苦掙扎了兩年。今年暑假回家，身心俱疲，幾乎就這麼想放棄了；但萬念俱灰的同時也讓我遇見了轉機：在一次接受長生學的義診當中，我意外聽見了為我診療的呂文光老師與洪梅月主任之間的對談。

背部像敷了熱水袋般舒適

首先是呂老師向洪主任推介，「某種特別食品」，說那治療了他的糖尿病痼疾，我一邊聽一邊覺得有興趣，也不怕來路不明，只是想要多聽些資訊試一試。後來詢問的結果，才知道那是一種叫做「螺旋藻」的健康食品，經由呂老師十分熱心的向我解說推薦後，我突然不知哪來的直覺「也許我找對了」。

呂老師並不是什麼推銷員，而是以一位曾經患者的身分，向我分享服用螺旋藻後痊癒的珍貴經驗。我願意相信，就算只是嘗試也不怕吃虧，我心裡這麼想。因為病痛的苦、掙扎的苦我已經嘗得多了；這只是給自己一個機會，我不害怕嘗試。

我所服用的藍藻，是○○生物科技公司生產的優良產品，每次3顆膠囊，空腹時按三餐服用，在我第一次服用螺旋藻時，效果是最明顯的，我不再感到病懨懨，神智馬上清明了起來，並且精神奕奕；同時背部也熱了起來，好像背部敷了熱水袋，那是久違了6、7年我為曾有過的感覺，身子也微微的發熱，是很舒服的那種熱感，我又直覺我吃對了東西。這種暖背以及精神體力的恢復，在服用的後來幾天不斷的持續著，飲食及尿量情況也得到大幅的改善，連大學以來難以克服的失眠問題，也驚人地一下好了許多。現在讓我回憶起來仍有些不能置信的恍惚感。

有將近6、7年的時間，我都在絕望的泥淖裡掙扎自救，但動不了一根手指；那幾乎是我人生中珍貴的一段時光，卻全在病痛下度過，如果說人生能有什麼改變與轉捩我是不相信的，只要健康不持續惡化就感激涕零了。

服用後第12天血糖恢復正常值

可是這一切的改變卻又是那麼的容易，好像命裡固定的調子被一根看不見的手指輕輕撥弄了一下，原本深陷在死蔭中的我，一下被復活重生的喜悅填滿。這一切似乎是不可能的，可是它卻發生了：我的身體日日不斷地、持續的進步，並且進步的程度很快。

而就在服用螺旋藻的第12天，我首度到了醫院驗了血糖值：空腹74，飯後95，我欣喜若狂，完全說不出話來，巨大的喜悅與悲傷同時占據著我的心靈，我回想起過往與疾病苦鬥的那段日子，突然覺得心酸的荒謬起來；又再度覺得眼前經歷的一切實在太過輕而易舉，有些失真，可是這是真的！是的，我，好起來了！

家人們知道我健康得到改善的事都十分興奮，直說我遇到了貴人，我也這麼覺得。並且我也願意以真實的體驗來分享藍藻這樣的保健食品，這是慢性病患者的大福音。

另外我要在文末感謝呂文光老師，感謝螺旋藻，感謝上帝！因你們在我人生絕望處，賜與我再一次生機；這樣一個深刻的恩典，我期待見到更多人領受。

（原載自澎湖時報2006年9月21日）

讀者見證2 我與螺旋藻結緣之始末

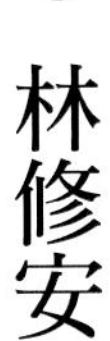

林修安

湖北中醫大學醫學博士，現為香港台安科學中西醫綜合醫院院長。2002年9月13日因救人導致急性心肌梗塞，急診住進醫院加護病房；因病情之惡化於9月27日做心臟透道手術（換了五條血管）。

21天內共發出7張病危通知

術後，我的心臟功能僅剩40%，嚴重的心律不整。10月9日出院。3天後又再度急診住院，接著每隔幾天就急診一次，直到2003年4月1日（手術後的第6個月），又因心肌嚴重缺氧急診住院，再度的接受心導管手術並且裝置支架及氣球擴張術等，4月9日出院，次日又因心律嚴重不整、呼吸極度困難再度急診住院，然後轉診他院就醫。

兩次手術的結果，問題並沒有任何改善，在這期間住在加護病房21天的時間，醫院共發出七張病危通知。如此整整折騰了10個多月，以醫院為家與死神為伍，因此罹患了嚴重的憂鬱症，真有生不如死的感慨。

腹部消漲，不再便祕

就在心灰意冷之際露出一線曙光。亦即2003年8月7日摯友突然的到訪探望（這之前，這位摯友每隔個把月都會來探望），這次這位好友帶來了螺旋藻為禮物送給我。其實我當時的認知是吃吃看，並不知道會有什麼特別；友人也沒說，只交代我一天吃3次，有關產品的說明我也懶的去看。

就如此經過7天的服用，一早上起床後就腹瀉（一天腹瀉的十多次，連續瀉了兩天）。自從開刀之後大小便就開始不暢通，必須依靠瀉藥及利尿劑等藥物，初期尚可，還有些效果，但是兩個多月後也逐漸的失效，每天腹部脹氣如鼓，小便不是用尿出來的，是滴出來的，不久，雙腳嚴重的水腫，漸至擴及至雙手、眼瞼等部位。

沒想到卻經此一瀉、瀉出了健康來，腹部消脹之後，小便也同時暢通了。水腫、高血壓、心臟刺痛、心律不整、四肢痲痺及手腳冰冷等症狀也逐漸消除了。繼續服用一個月之後，健康狀況開始逐漸復原中。兩個月後回診，經心臟超音波及心電圖檢測，心臟功能由原先手術後的40%提升到45%。這種情形是非常難得的而且也是奇蹟，為此，我除了感謝好友熱情幫助之外，同時也深深的感念螺旋藻對我健康的助益。

高血壓、糖尿病、腎臟炎都得到改善

俗語說：好東西要與好朋友分享，何況與人體健康有密切關係的產品，更應該與有緣份的人共享。因此已介紹多位罹患慢性疾病的友人服用，目前已改善或痊癒案例中有：II型皰疹（病毒性）、腎臟性高血壓、糖尿病、慢性肝炎、慢性腎臟炎、心肌梗塞等，效果都非常好；甚至於最頑固的灰指甲及異位性皮膚炎、憂鬱症、30多年的頭痛、經來腹痛亂經等等，也都解決了。

能增強人體免疫能力

所以，要如何決定個人健康與否的關鍵，就在於是否有良好的免疫能力，而能增強人體免疫能力的，也唯有均衡的營養攝取；這就是螺旋藻為什麼可以使人之病不藥而癒的道理。因為要在一種食物中，能在同一時間提供給我們46種以上人體必需的營養素，在目前除了螺旋藻之外，其他健康食品當中，有如此完整、均衡的營養素嗎？最後再次的強調，螺旋藻是食品，絕對不是藥物，但是它比藥還要神奇！而且是絕對安全的。

（文字提供／呂光文）

讀者見證3 藍藻讓我免除截肢厄運

呂光文

馬公高中退休教師，現為糖尿病之友協會會員。

天下最富有的人，莫過於擁有健康。但是卻很少有人真正善待自己的身體，重視保健與營養的攝取。絕大多數人的認知，有病才去求醫，認為症狀即是疾病，只致力於治療症狀，卻不知症狀只是結果，吃藥只是治標，必須追出病因治療，才能達到治本之效益。

其實，有太多的疾病是可以避免發生的，只因為自己的疏忽，而造成無法彌補的遺憾。事實上，保持健康並不是一件困難的事，只是觀念的問題。因為人們寧願相信現代醫學的進步，卻忘記自己才是最佳的健康管理員，錯將自己的健康完全託付給別人。

差一點因糖尿病截肢

我的父母皆有糖尿病病史，我於2004年（58歲）發現糖尿病症狀，血糖160偏高，因平常有運動而且吃素，因此未吃降血糖藥，2005年12月27日血糖至380，同時雙腳大拇趾與食指之傷口不能癒合，求診澎湖地區與高雄長庚醫院皮膚科醫師，使用抗黴菌藥及類固醇類治療，但經6個月診治均未能癒合，血糖仍高居262，不穩定。

醫師曾警告，如繼續惡化，最後可能截肢。我的心情相當沮喪，人生幾乎變成黑白。

此時適逢次子呂彥儀因機緣，由電子工程師，轉入生物科技公司服務。該公司培育天然優良藻類（藍、綠藻等）產品，榮獲95年度全國頂級商品金鑽獎，日本琉球大學大城肇博士亦予肯定推薦。

經過2個多月，早晚空腹前服用藍藻錠各10粒，病情改善甚多並增強信心。於2006年7月10日經澎湖第一衛生所，檢測飯後血糖為87

，血壓收縮壓120，舒張壓77，非常良好，且穩定。幸好服用了藍藻，改善體質，病情舒緩，內心之喜悅無以言喻。目前糖尿病服藥由一日一粒，改善為三日一粒。

服用藍藻的好轉反應

下列為服用藍藻錠後的好轉反應，提供大家做參考：

1. 平常口渴，不論喝任何飲品，皆難止渴，如今恢復正常。
2. 白天頻尿，半夜需起床方便一次，如今無此困擾。
3. 右手小指皆有麻痺感，左腳下之半夜偶有抽筋，半夜胸口盜汗，如今都已改善。
4. 容易疲倦，感覺缺乏能量，如今神采奕奕。
5. 雙腳傷口癒合，且結痂，同時改善多年的灰指甲，恢復正常。
6. 攝護腺腫大，小便一次不能解完，有時甚至尿濕褲子，現在狀況已解除。
7. 眼睛得乾眼症，容易酸澀，常點眼藥水，現在不再需要。
8. 皮膚原本粗糙，有老人斑，今自然除斑，呈現光滑。
9. 白髮自然減少，顯得較為烏黑。
10. 晨起口中之舌苔沒有了，多年口臭亦改善。

由於以上例舉所述，我們可以完全了解藍藻之優質。藍藻對人體有修補功能，增強免疫力，增強體力，是最佳保健品已勿庸置疑。同時科學家考慮公元2010年登陸火星，將以藍藻作為太空人的主食。

藍藻成為美國優良健康食品，早已家喻戶曉。1993年藍藻亦榮獲日本政府核准為特定保健食品。希望透過認識，讓我們樂於嚐試，早日幫助自己與家人，尋回失去的健康。

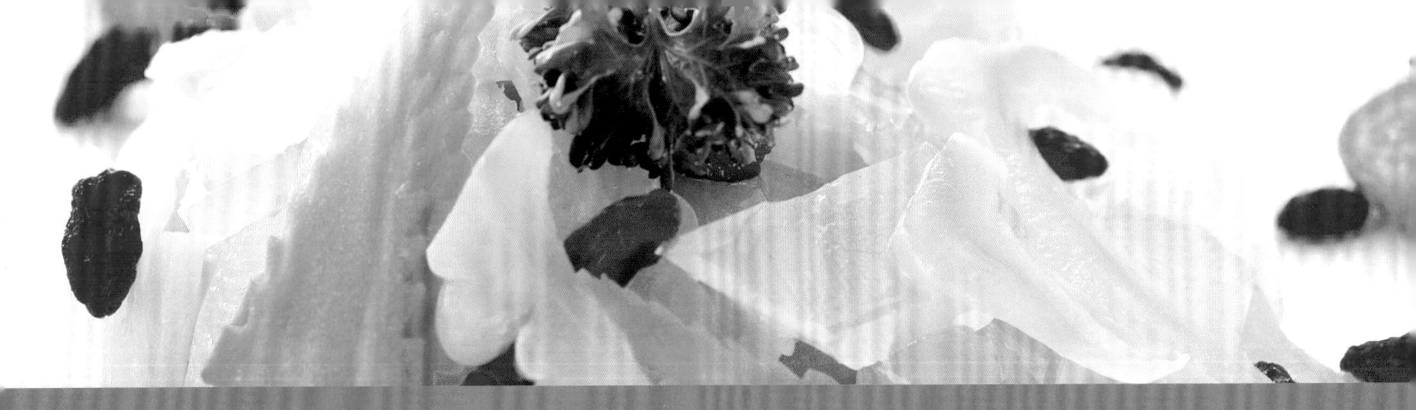

常吃藻類食物可使體液保持弱鹼性，於健康有利，
並對高血壓、糖尿病、癌症等多種疾病，
有輔助治療作用。

台灣沿岸常見的紫菜、龍鬚菜、蜈蚣藻、小海帶、馬尾藻、滸苔、海葡萄、
含有豐富的優質蛋白、胺基酸、維生素和人體必須的磷、鎂、
鈉、鉀、鈣、碘、鐵、硅（矽）、錳、鋅等礦物質，
其中有些成分更是陸生蔬菜所沒有的。
加點蔥、添點醋……注入愛心魔力，
香噴噴的海藻創意美食上桌囉！

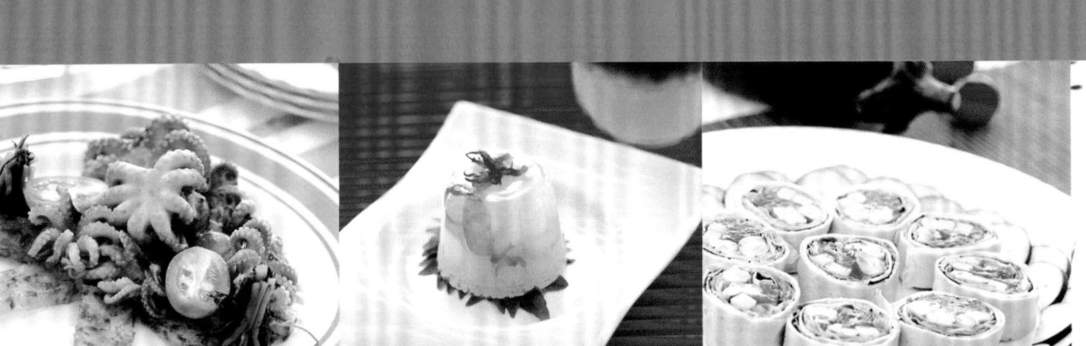

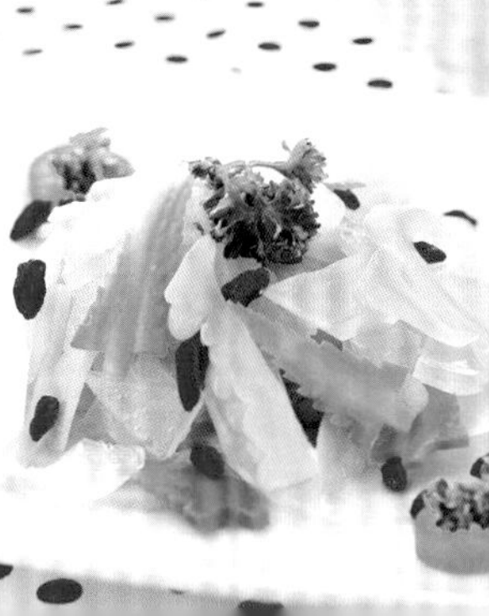

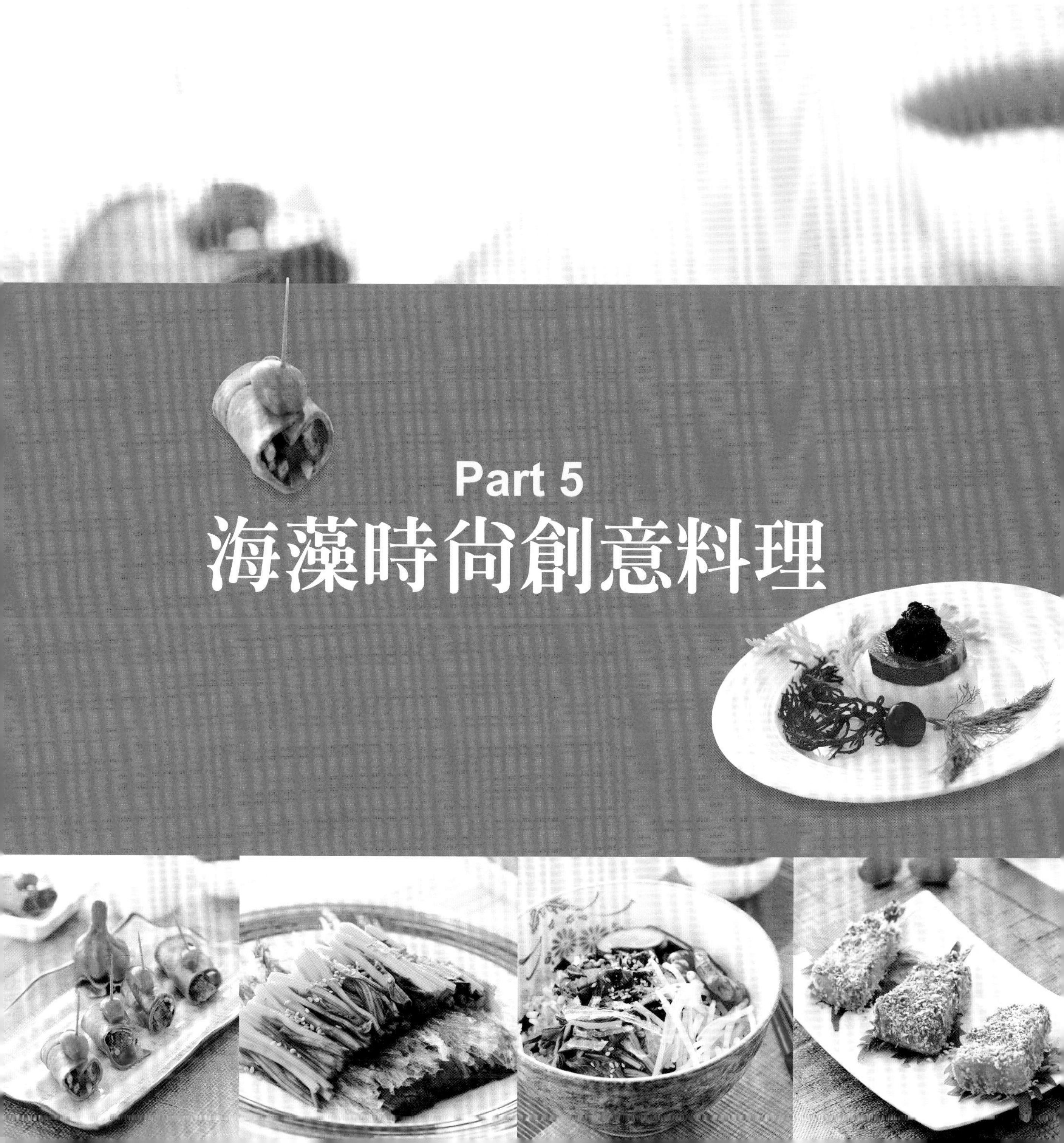

Part 5
海藻時尚創意料理

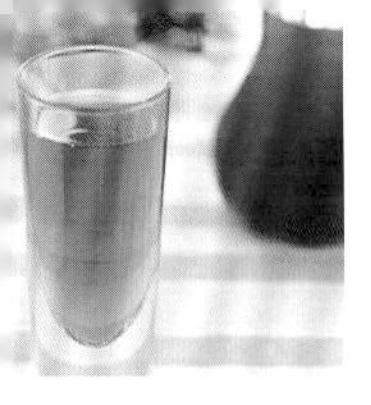

海藻蜂蜜醋

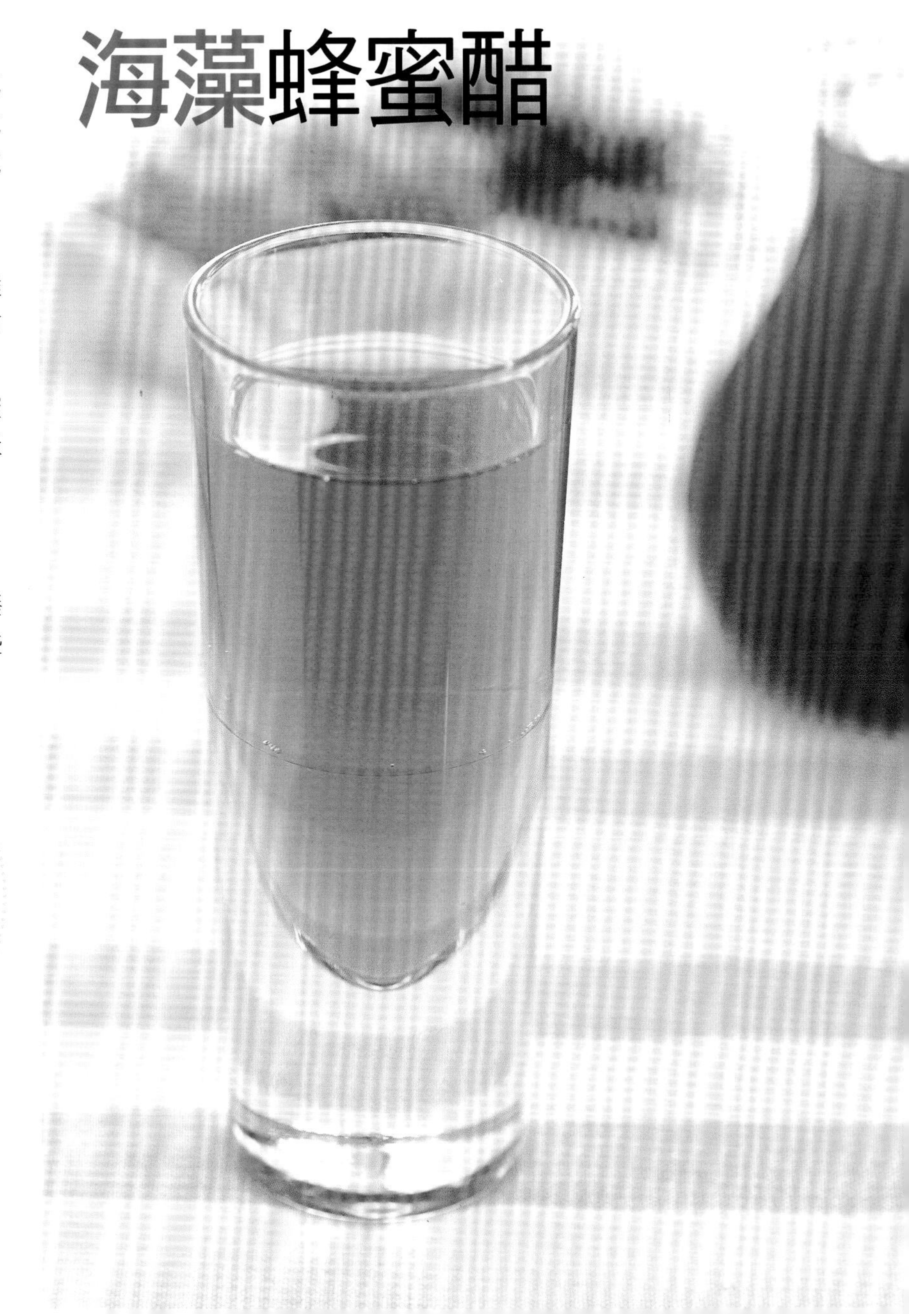

材料

綠藻、紅藻、褐藻……共600克
純蜂蜜……600克
有機糙米醋……4800克

作法

❶ 海藻洗淨後，瀝乾水分，攤開自然晾乾，再把海藻與有機糙米醋放進容器中即可。
❷ 海藻先浸泡45天後，將蜂蜜加進去海藻醋中，再放15天即可飲用。

飲法

以5～8倍的開水稀釋，除餐後飲用外，也可以多泡一些，當作飲料飲用。

功效

綠藻、紅藻及褐藻本身所含的營養素非常豐富，可促進腸道中益菌的活躍度。例如綠藻含有葉綠素；紅藻則含有DHA、EPA，藻醋搭配蜂蜜，除增添酸甜口感外，更具養顏美容功效。

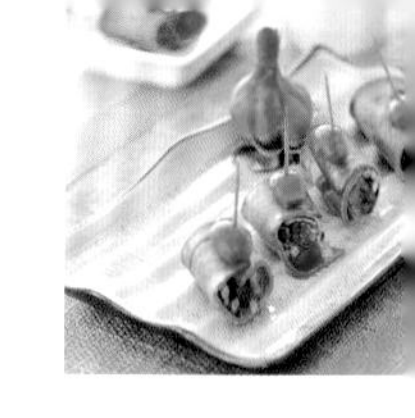

生火腿捲海藻

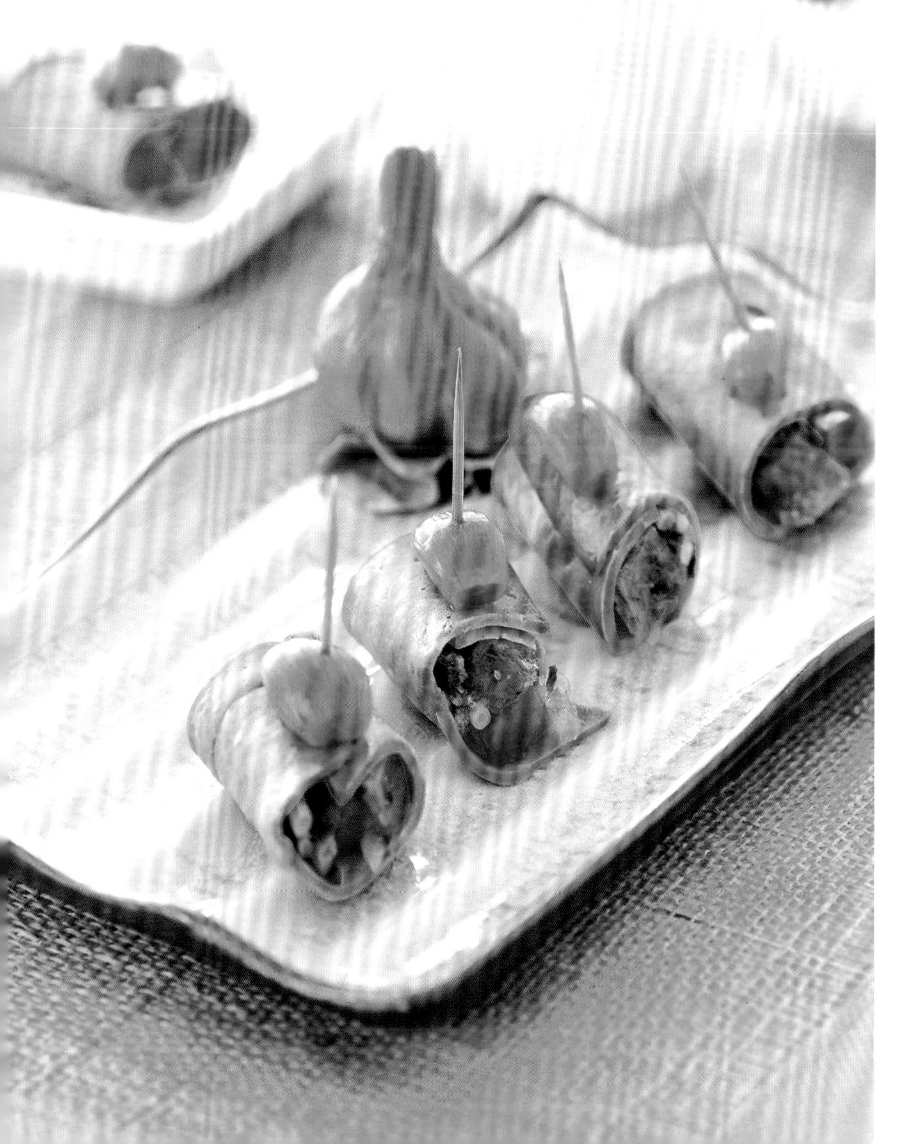

材料

海藻……70克
寒天粉（洋菜粉）……1克
生火腿……64克
番茄……50克
醃蒜頭……8個
水……120毫升
荷蘭芹……少許

作法

❶ 鍋子裡加入水和寒天粉開火，一面攪拌，煮沸後保持在小滾的狀態再煮2分鐘，讓寒天完全溶煮，離火待涼。

❷ 海藻瀝乾，加進步驟❶裡的鍋子馬上熄火，倒在已用水弄濕的凝固盒裡冷卻凝固。凝固後再切成8塊，厚度是1公分。

❸ 番茄去皮，切成8等份。

❹ 將生火腿片攤平，擺上步驟❷的海藻寒天凍和一塊番茄捲起來，捲好後擺上醃蒜頭，插上叉子固定，再擺荷蘭芹裝飾。

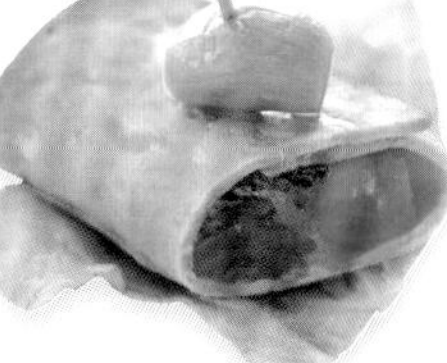

＊ 美味撇步

· 番茄可用紅柿代替，風味尤佳。

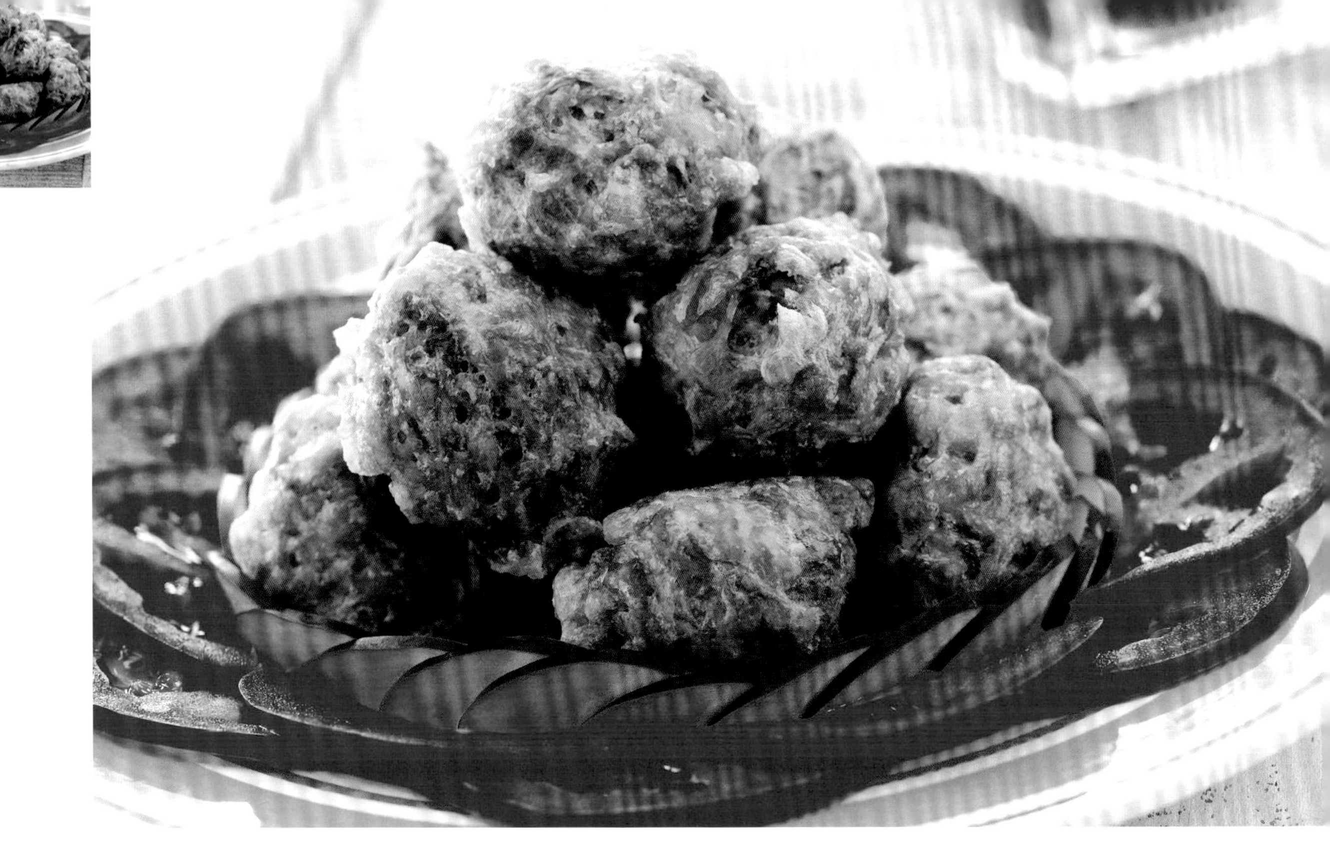

酥炸海菜

材料

青海菜……300克
麵粉……100克
蛋……1個
水……少許
沙拉油……少許
胡椒粉、糖、鹽……適量

作法

❶ 將青海菜洗淨擠乾水分。
❷ 麵粉、蛋、沙拉油和水混合調勻成麵糊，加入鹽、糖和胡椒粉調味，再將海菜放入麵糊內拌勻擠成一朵圓形，入油鍋中炸熟成金黃香酥後撈出，瀝乾油即可。

＊ 美味撇步
· 炸之油溫為100～120℃不宜太高溫。

功效

青海菜含較多的碳水化合物、維生素、及多種礦物質，具解熱及治咳嗽、痰結、水腫及泌尿不順等用途，還可以降低血壓及血漿中的膽固醇，並分解體內毒素，是非常優質的健康食品。

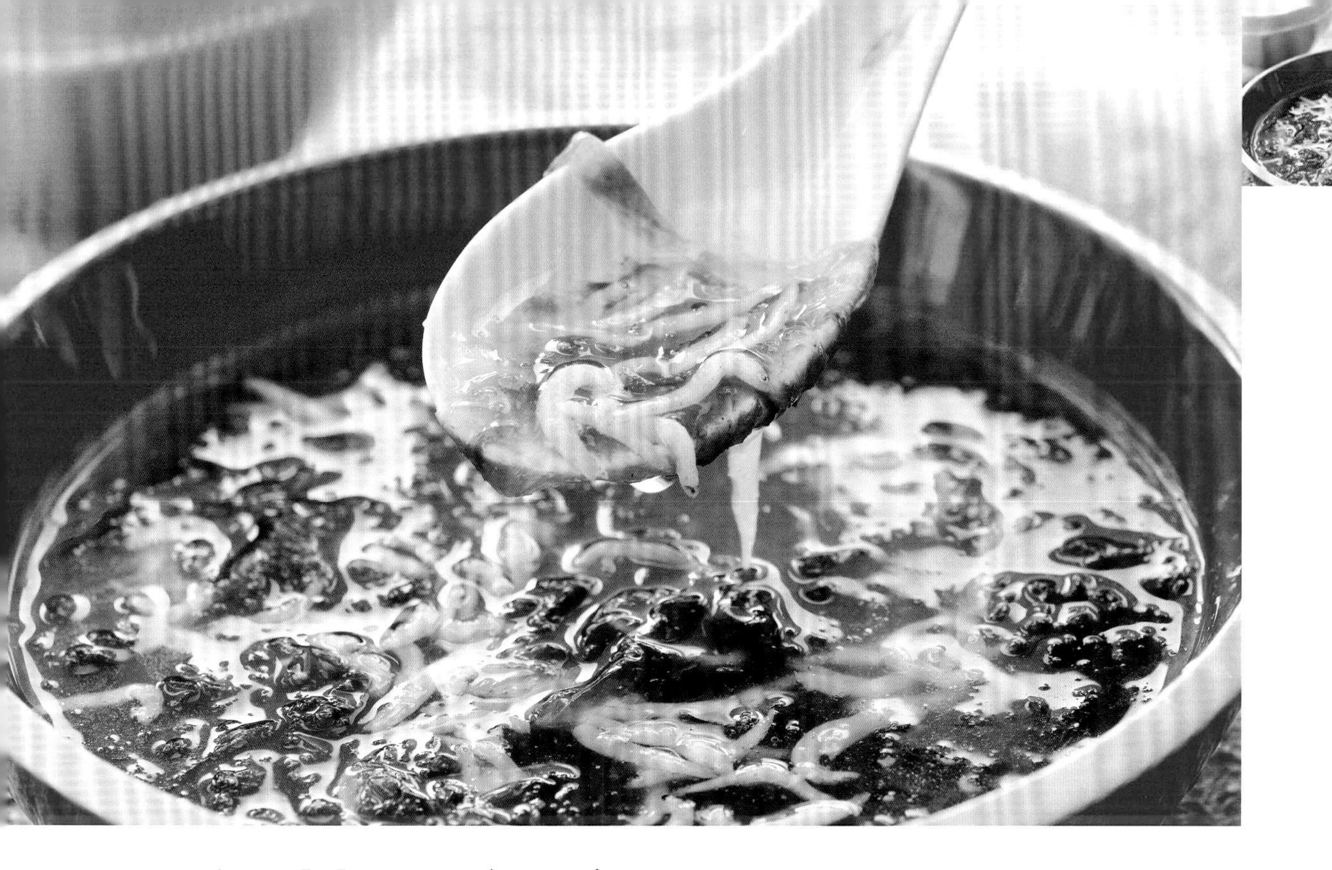

海菜魩仔魚湯

材料

青海菜……225克
魩仔魚……150克
蔥……3根
鹽……適量
味精……適量
胡椒粉……適量

作法

❶ 青海菜洗淨。
❷ 將蔥切成蔥花。
❸ 鍋中加入適量清水煮滾後放入海菜和魩仔魚，待滾時放入調味料和蔥即可。

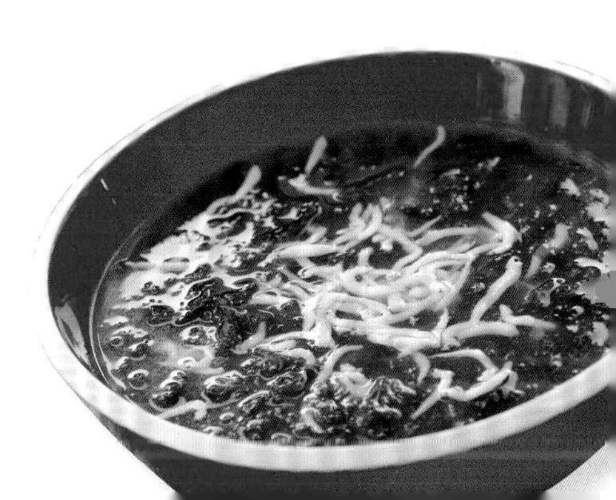

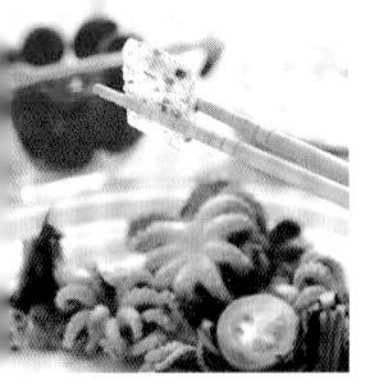

涼拌青海苔寒天與章魚

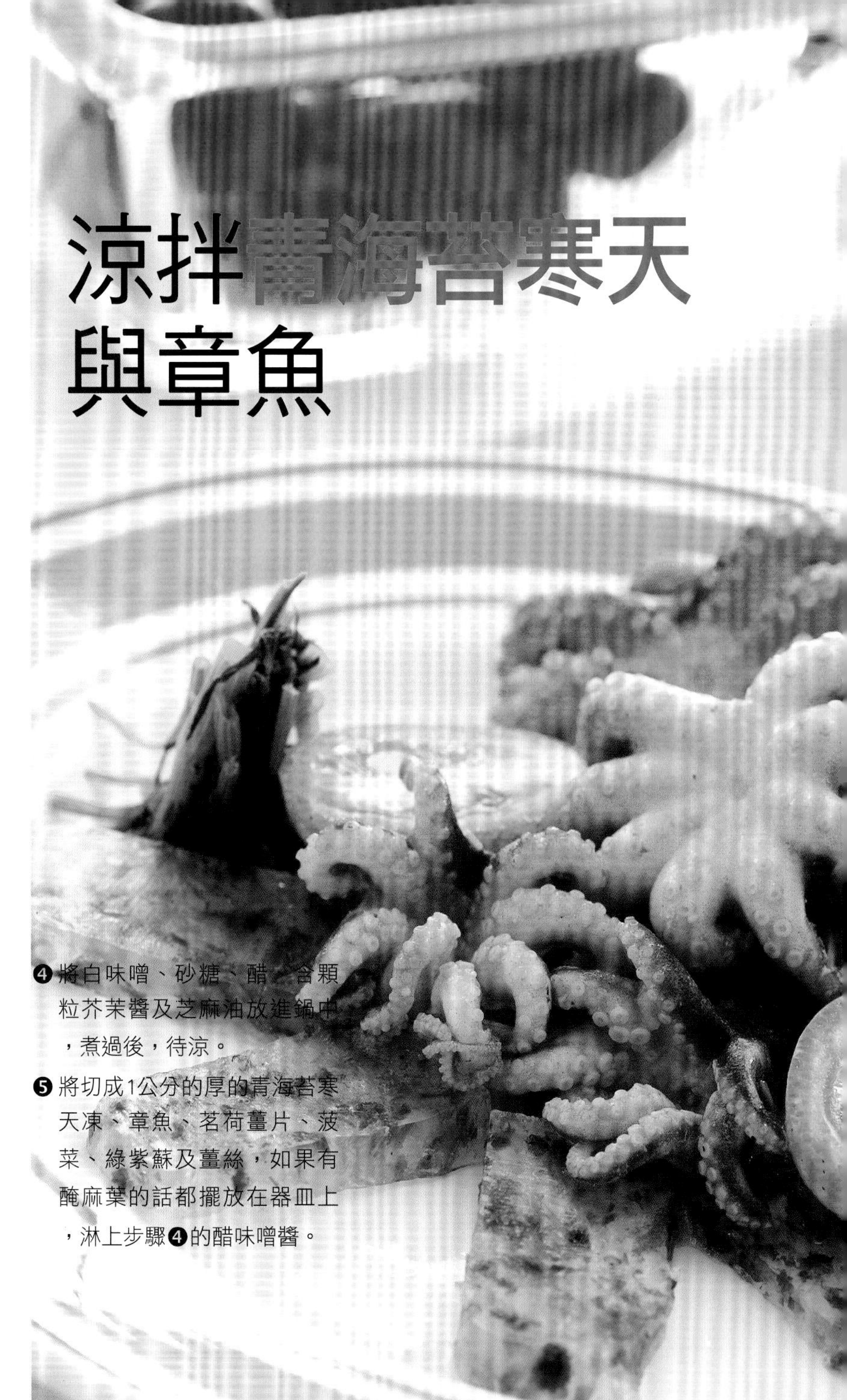

材料

材料	份量
青海苔粉	6克
寒天粉（洋菜粉）	4克
水煮章魚（切薄片）	120克
茗荷薑	30克
綠紫蘇	2片
砂糖	6克
白味噌	45克
含顆粒芥茉醬	10毫升
芝麻油	6毫升
醋	22.5毫升
水	500毫升
菠菜	一把

作法

❶ 鍋中放入水和寒天粉後開火，一面攪拌。沸騰後，保持在小滾的狀態，攪拌約2分鐘，讓寒天完全溶煮。離火，待涼。

❷ 青海苔粉加進步驟❶的寒天液，倒進打濕了的容器，輕輕地攪拌均勻之後，放冰箱冷卻凝固。

❸ 茗荷薑切成薄片。綠紫蘇切成細絲。薑切成3公分長的薑絲，泡一下水後取出。菠菜燙熟切段，備用。

❹ 將白味噌、砂糖、醋、含顆粒芥茉醬及芝麻油放進鍋中，煮過後，待涼。

❺ 將切成1公分的厚的青海苔寒天凍、章魚、茗荷薑片、菠菜、綠紫蘇及薑絲，如果有醃麻葉的話都擺放在器皿上，淋上步驟❹的醋味噌醬。

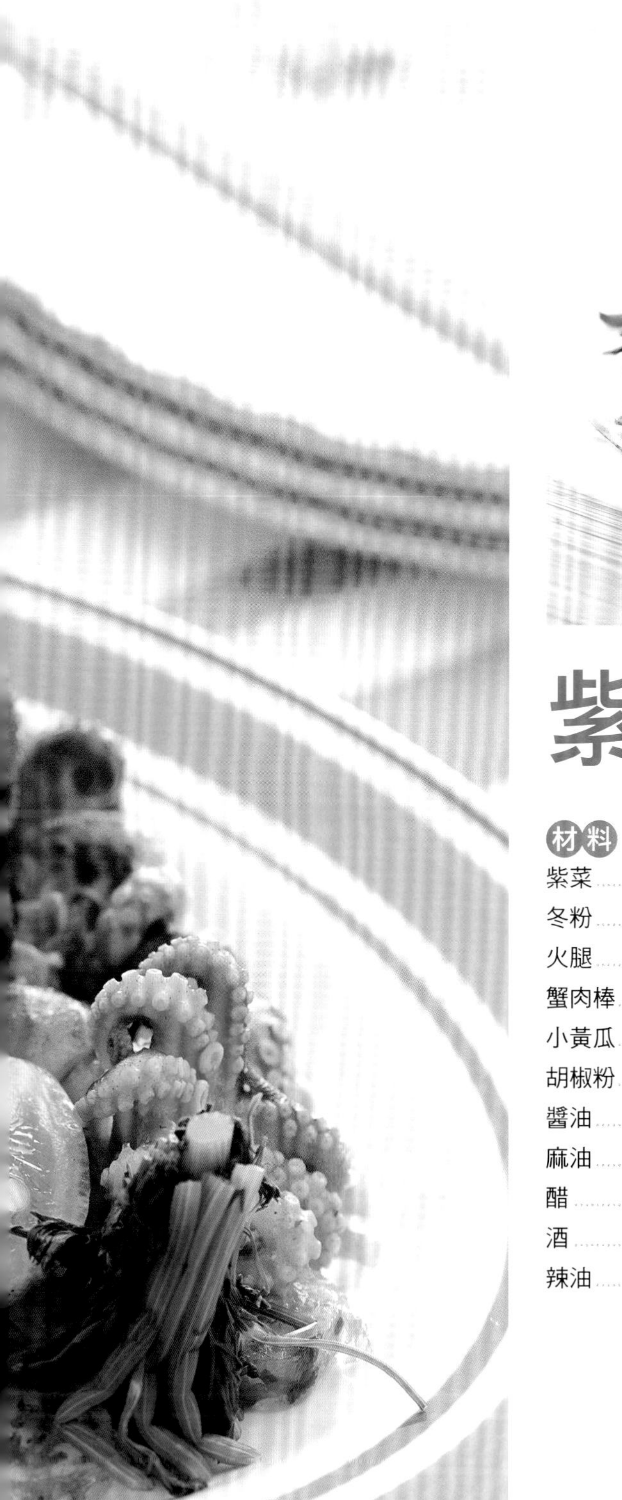

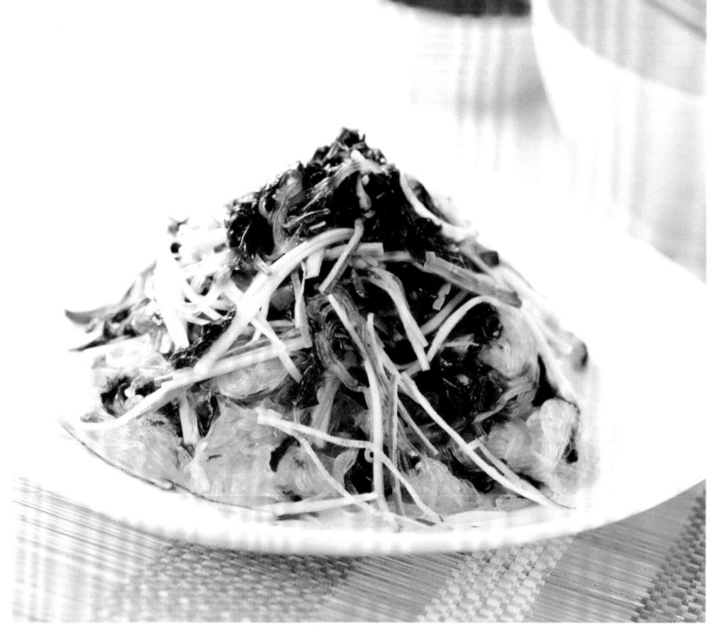

紫菜拌冬粉

材料

紫菜	100克
冬粉	30克
火腿	1片
蟹肉棒	1條
小黃瓜	1/2條
胡椒粉	3克
醬油	22.5毫升
麻油	7.5毫升
醋	15毫升
酒	5毫升
辣油	少許

作法

❶ 將冬粉泡軟、汆燙、瀝乾，紫菜泡水澎脹再切成適當的大小。

❷ 將小黃瓜、火腿、蟹肉棒切細絲。

❸ 將步驟❶❷混合調味汁即可。

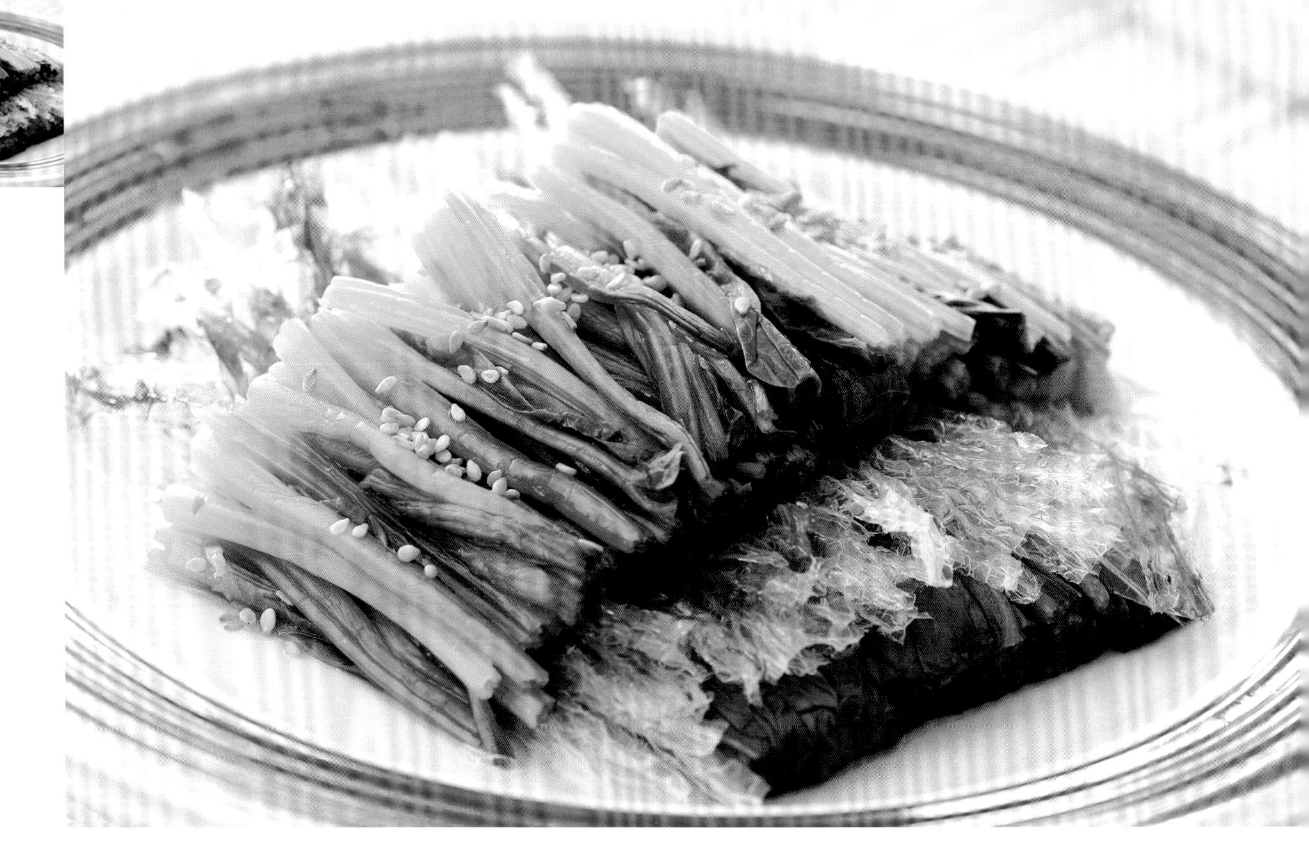

寒天拌菠菜

材料

寒天（洋菜條）......100克
菠菜......300克
味醂......10毫升
醬油......10毫升
高湯......30毫升

作法

❶ 寒天用清水泡30分鐘，使其變軟。。
❷ 菠菜洗淨用開水汆燙後，用冰水冰鎮。
❸ 將泡涼的菠菜擠乾水分，切成6公分小段。
❹ 泡軟的寒天條，也切成6公分小段。
❺ 切好的菠菜段與寒天段排盤。
❻ 將調好的醬汁淋於其上，再灑上炒香過的白芝麻。
❼ 食用時攪伴均勻即可。

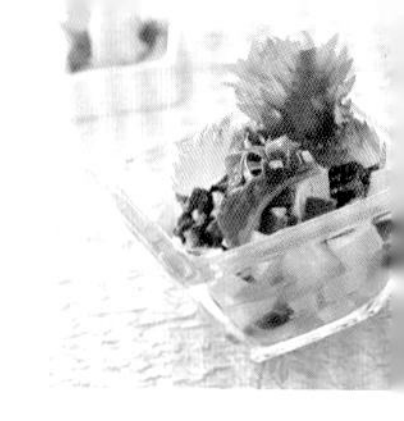

海帶芽豆腐

材料

海帶芽	400克
豆腐	200克
玉米粒	20克
蘿蔔泥	15克
青紫蘇	2片
醬油	22.5毫升
味醂	7.5毫升
醋	15毫升
紫山藥	1條

作法

❶ 將蘿蔔泥、醋、醬油、味醂混合拌勻，調成蘿蔔泥調味汁。紫山藥煮熟、切丁。

❷ 海帶芽切成適口大小，豆腐切成2公分大小的方塊，置於盤上。

再加入2大匙的玉米粒、2片切絲的青紫蘇、切丁的紫山藥，最後淋上蘿蔔泥調味汁。

＊ 美味撇步

· 海帶芽為海帶之最嫩部位可謂入口即化。

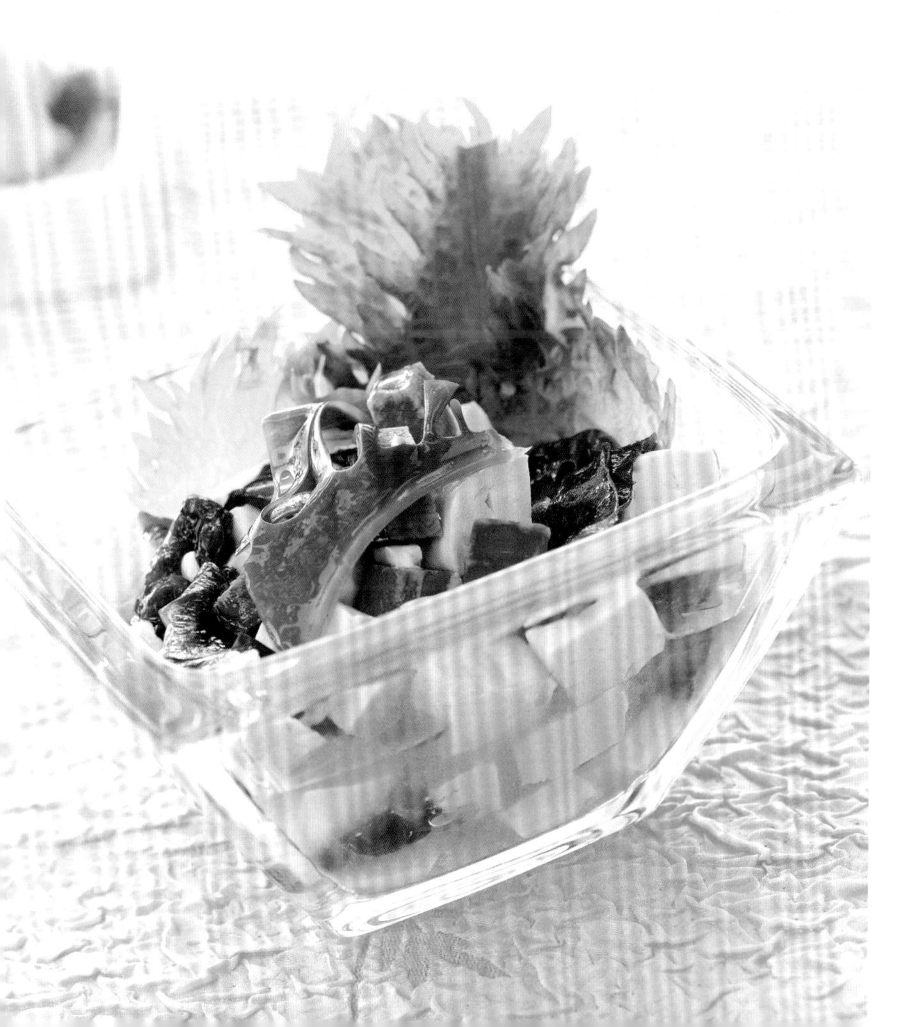

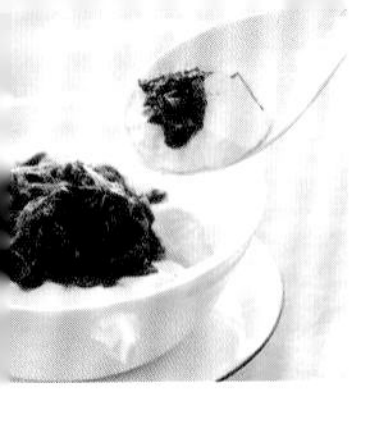

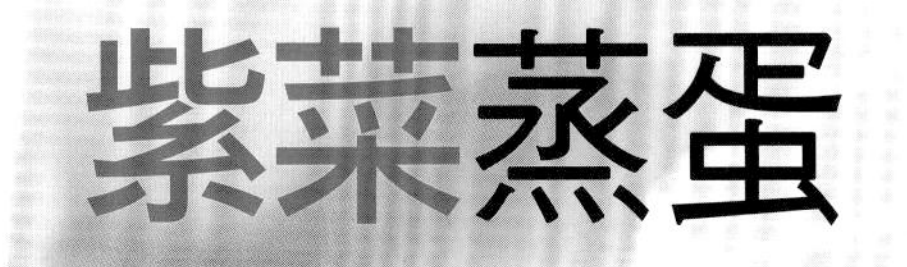

紫菜蒸蛋

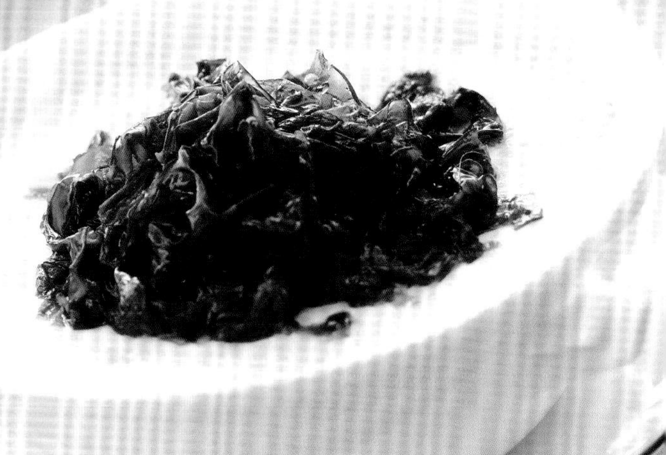

材料

紫菜……6克
蛋……2個
高湯……150毫升
鹽……適量

作法

❶ 紫菜泡水20分鐘。
❷ 蛋打散，加入高湯及少量的鹽。
❸ 容器中放入瀝乾水分的羊栖菜，再倒入步驟❷的材料，蒸10～15分鐘。

洋栖菜炒鱈魚子

材料

洋栖菜……20克
冬粉……1/3把
鱈魚子……1塊
油……5毫升
麻油……少許
醬油……少許
紅櫻桃……一顆

作法

❶ 洋栖菜泡水，冬粉切成適當的大小，用熱水燙過。
❷ 冬粉放入鍋中炒過，再加入沙拉油，然後把擠乾水分的羊栖菜放入一起炒。
❸ 剝除薄皮的鱈魚子混合，加入鹽、醬油、麻油調味。鱈魚子有鹽分，故要斟酌鹹味。

功效

洋栖菜含有豐富的膳食纖維、褐藻酸、維生素及礦物質等，可防治高血壓、便祕、增強人體免疫力、抑制腫瘤細胞生長等，還可預防糖尿病、大腸癌等。

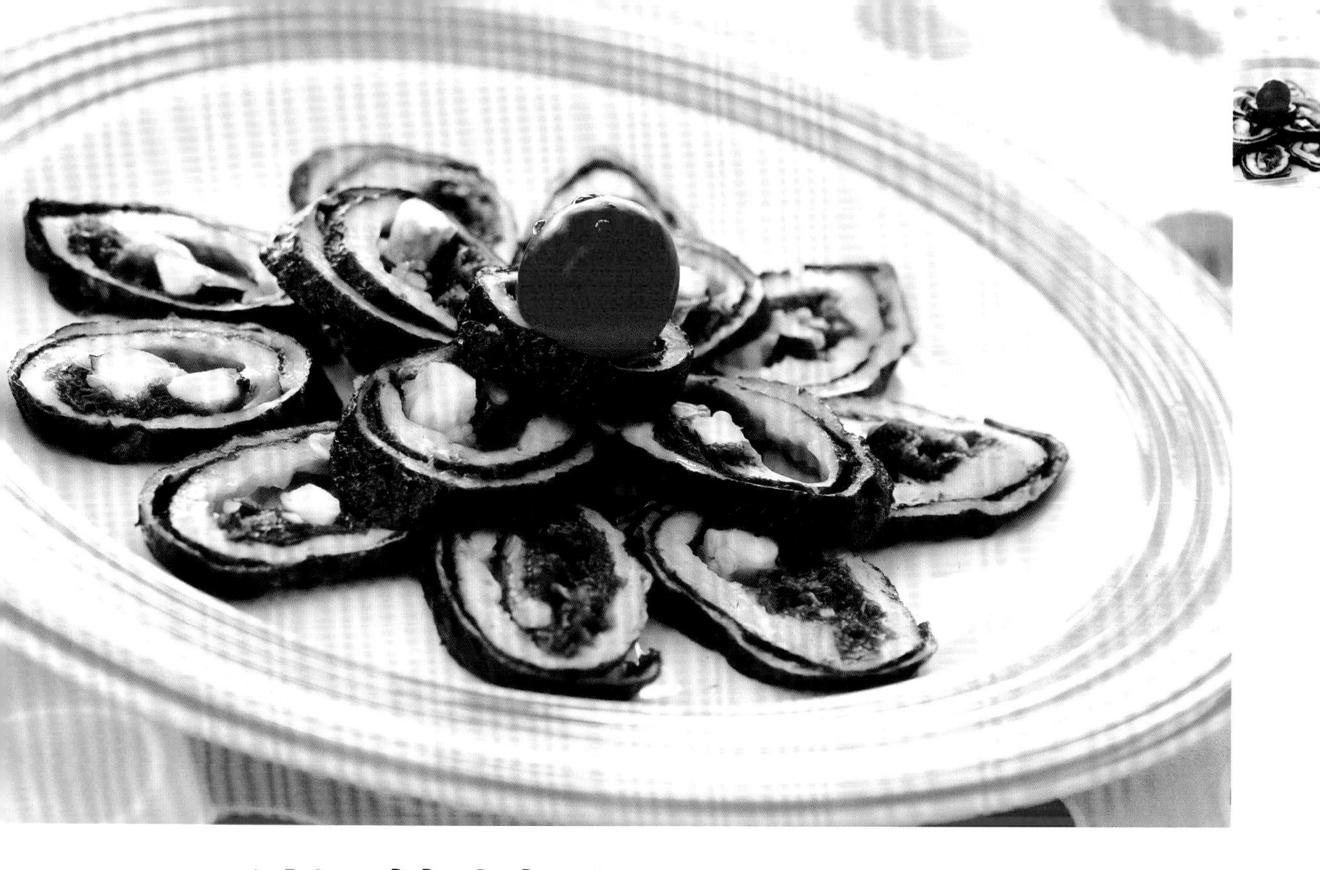

酥炸花枝卷

材料

海苔……2張
花枝……600克
白胡椒粉……適量
鹽……適量

作法

❶ 將花枝剁成泥與鹽及白胡椒粉混合拌勻、攪打成泥。
❷ 將花枝漿舖平在海苔上捲成長條狀，入蒸鍋內蒸熟。
❸ 起油鍋將花枝卷炸至金黃酥脆，起鍋後，用刀切斜片、擺盤。並以紅櫻桃盤飾。
❹ 食用時可沾胡椒鹽。

功效

海苔含有多種維生素、礦物質、膽鹼和β-胡蘿蔔素等多種營養成分。具有預防高血壓、抗衰老的效用，還可治療甲狀腺腫大和降低膽固醇。因含豐富的膽鹼，常吃紫菜對記憶衰退有改善的作用。

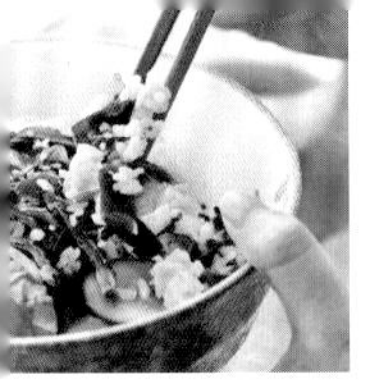

海帶芽拌飯

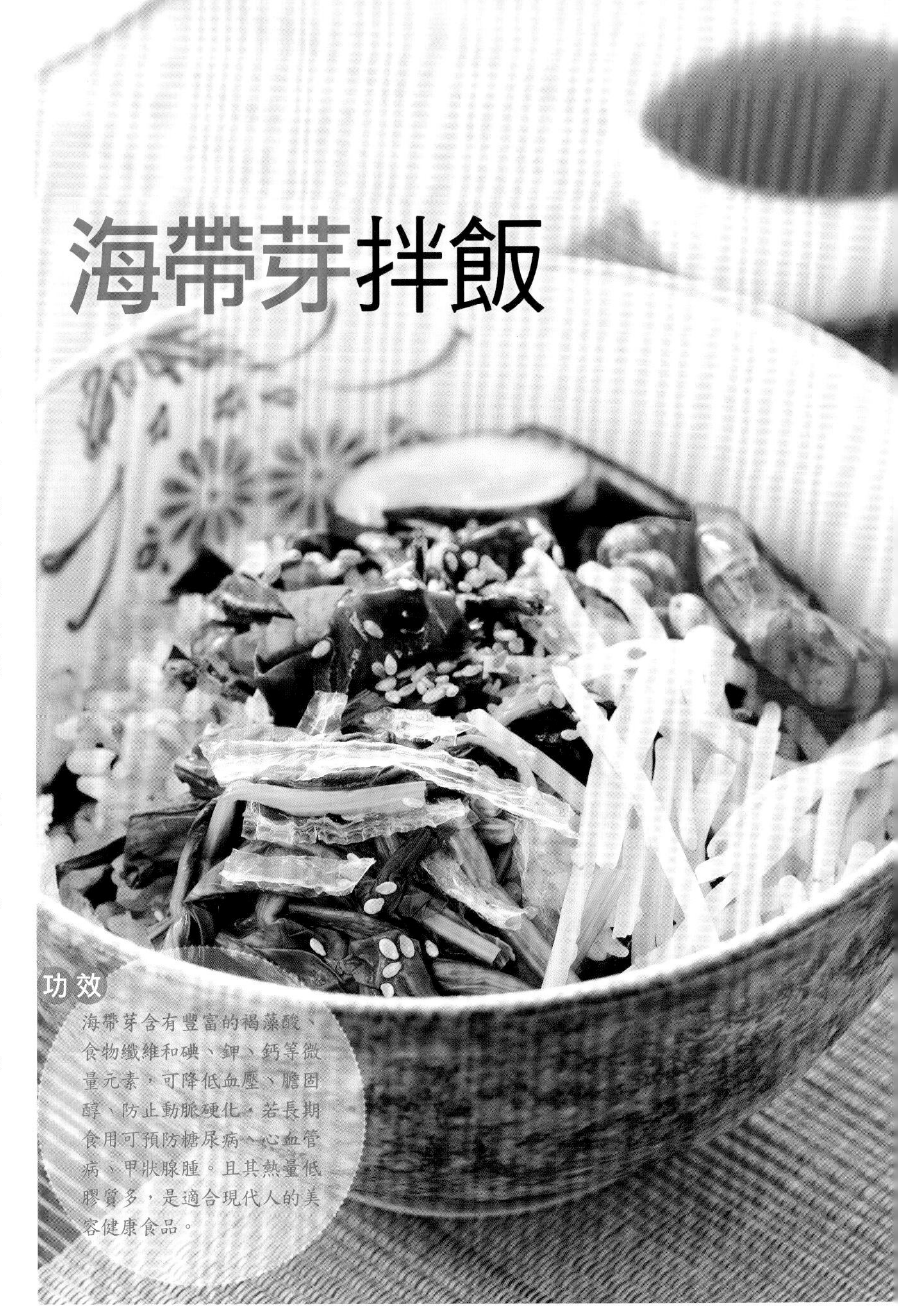

材料

生海帶芽……200克
小沙丁魚乾……30克
米……150克
砂糖……3克
油豆腐……1片
蒟蒻……1/4片
胡蘿蔔……1/4條
沙拉油、醬油、酒……各15毫升
小黃瓜……一條
蝦子……3隻
菠菜……1把

作法

❶ 水較平常煮飯少一些，加入適量酒取代不足水分，以平常的方式煮飯。
❷ 油豆腐用熱水去除油分，擠乾水分，切碎。
❸ 蒟蒻汆燙後切碎。
❹ 海帶芽、胡蘿蔔也切碎。
❺ 用油炒油豆腐、蒟蒻、海帶芽、胡蘿蔔、及沙丁魚乾，加入調味料，用小火煮。
❻ 將米飯及步驟❺的材料混合。
❼ 將蝦燙熟剝殼，小黃瓜切片，盤飾其上即可。

功效

海帶芽含有豐富的褐藻酸、食物纖維和碘、鉀、鈣等微量元素，可降低血壓、膽固醇、防止動脈硬化，若長期食用可預防糖尿病、心血管病、甲狀腺腫。且其熱量低膠質多，是適合現代人的美容健康食品。

紫菜炒蛤蜊

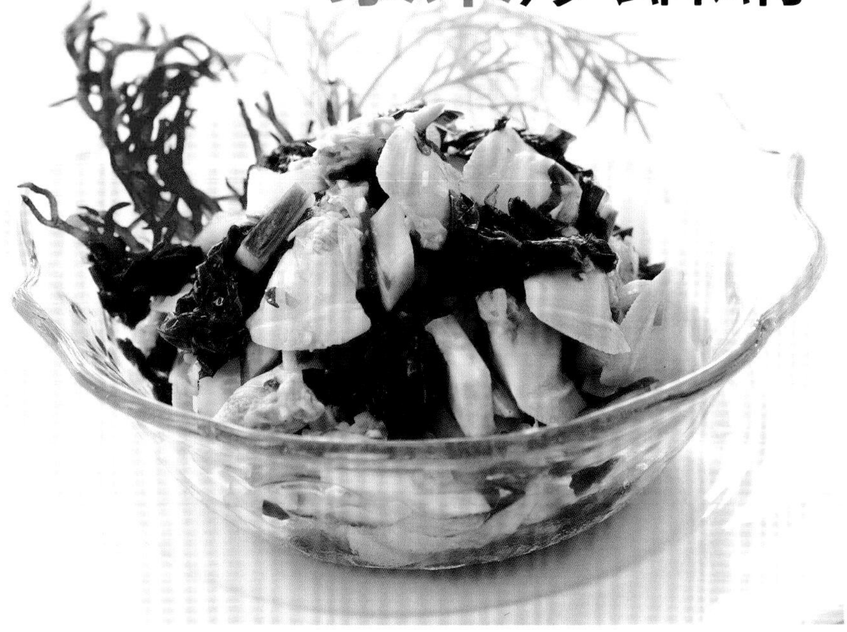

材料

紫菜……200克
蛤蜊肉……200克
青蔥……4根
鹽……適量
味精……適量
胡椒粉……適量
珊瑚草（紅）……1枝
水芹……少許

作法

❶ 紫菜泡水洗淨瀝乾。
❷ 蛤蜊肉洗淨，小黃瓜切丁。
❸ 油鍋中爆香蔥花加入紫菜拌炒，再放入蛤蜊肉炒熟透，最後加入調味料、小黃瓜炒勻即可。
❹ 裝盤後再以珊瑚草盤飾。

紫菜排骨湯

材料

紫菜……20克
芹菜……150克
排骨……600克
紅蘿蔔……1條
鹽或鮮味露……適量
珊瑚草紅、綠……少許

作法

❶ 排骨洗乾淨，過水。
❷ 紫菜用清水洗乾淨，芹菜切段，紅蘿蔔切塊。
❸ 水煮滾，放入全部材料，大火煮10分鐘，轉小火煮2小時30分鐘，加入鹽或鮮味露調味即可食用。

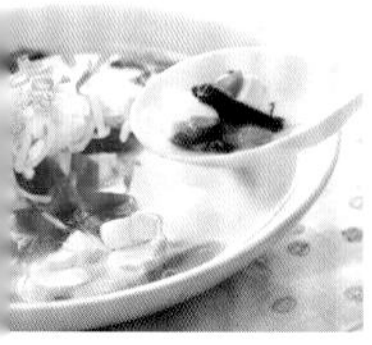

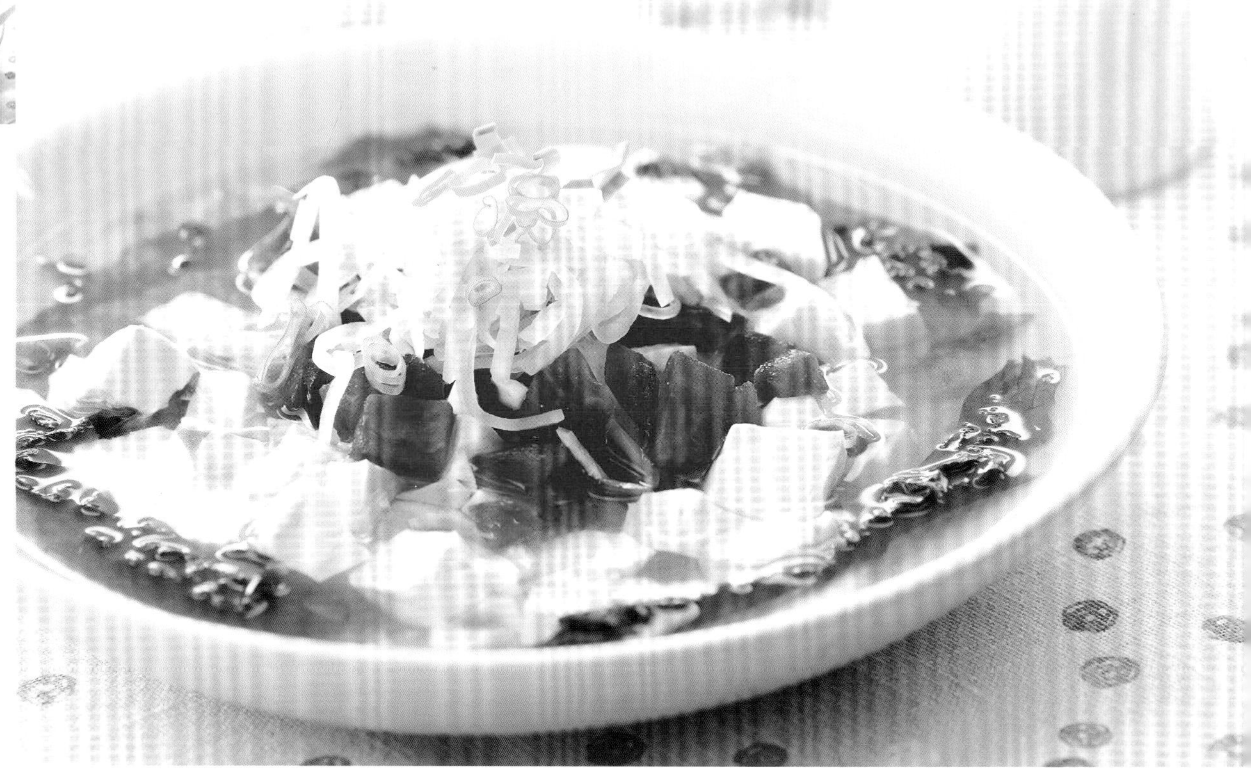

紫菜豆腐湯

材料

材料	份量
紫菜	25克
大頭菜（榨菜）	40克
豆腐	200克
番茄	1個
素湯	1600毫升
鹽	適量

作法

❶ 先將各物洗淨，紫菜切成小段，番茄切成角塊，大頭菜切成條，豆腐切成方塊，備用。

❷ 將素湯放入鍋內煮沸，先加入豆腐、番茄和大頭菜，翻煮片刻後加入紫菜，再以鹽調味即成。

＊美味撇步：

- 豆腐可先用沸水略燙一下，再用冷水沖淨，這樣可以去掉豆腥味。
- 紫菜放湯中一滾即成，切勿煮太久。
- 大頭菜俗稱為榨菜。

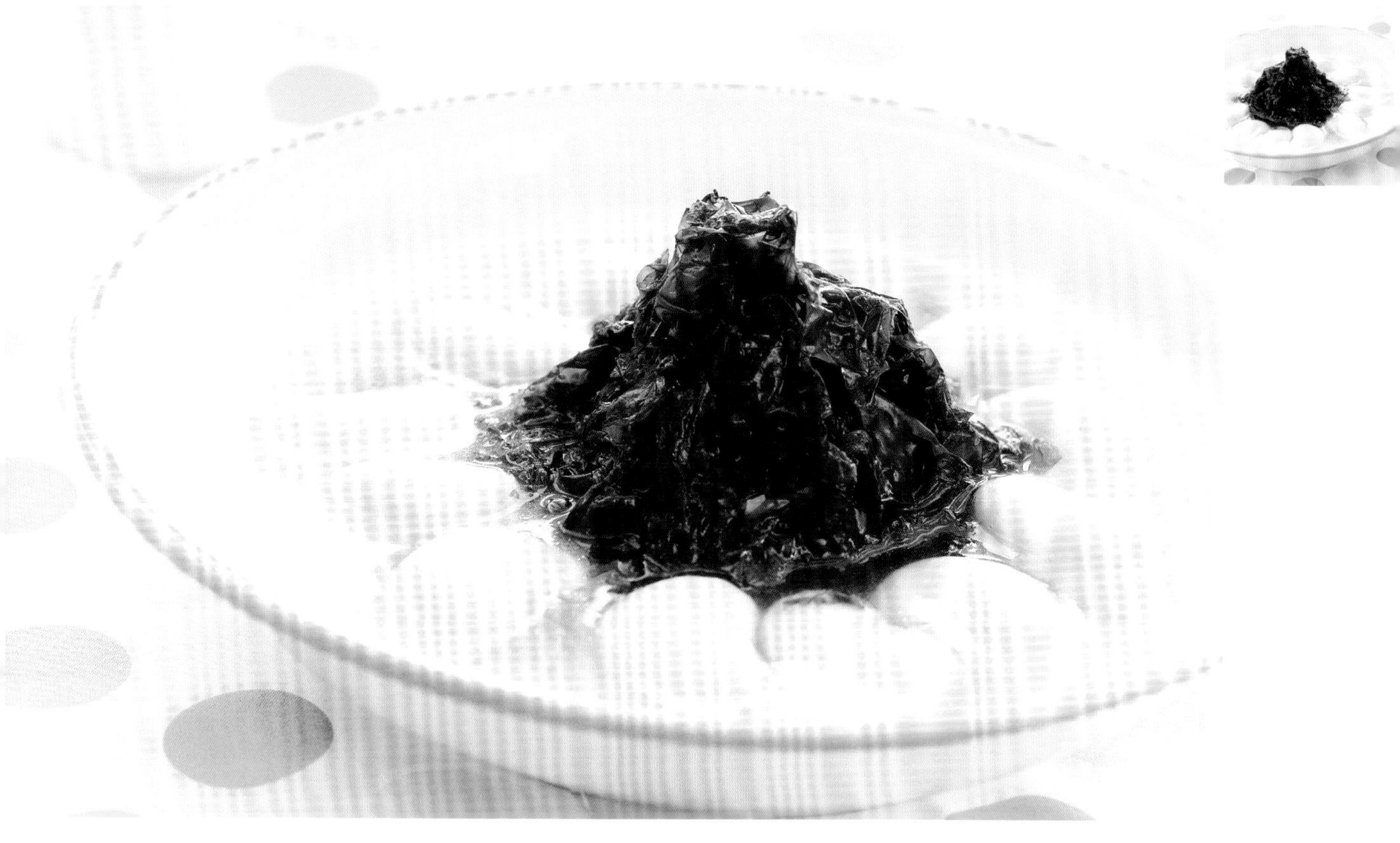

紫菜狗母魚丸湯

材料

- 紫菜……225克
- 狗母魚丸……300克
- 蔥……3根
- 鹽……適量
- 味精……適量
- 胡椒粉……適量

作法

1. 紫菜洗淨。蔥切成蔥花。
2. 鍋中放入適量的水，煮滾後加入紫菜、調味料。
3. 片刻後加入狗母魚丸和蔥花即可。

＊美味撇步：放入魚丸後不可煮太久，否則魚丸變硬風味全失。狗母魚丸為澎湖之特產，它不加任何添加物或硼砂即能軟、脿、脆。

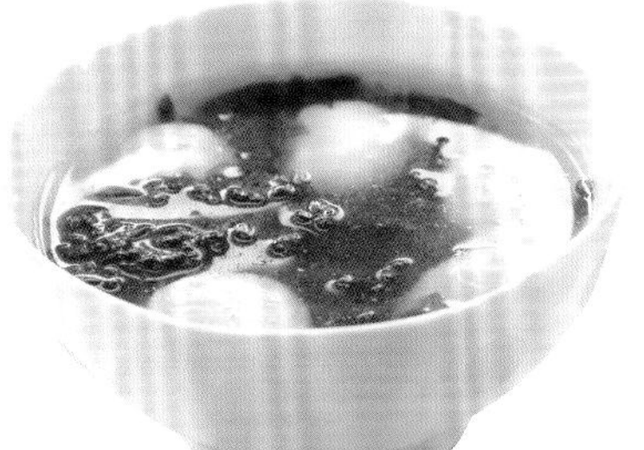

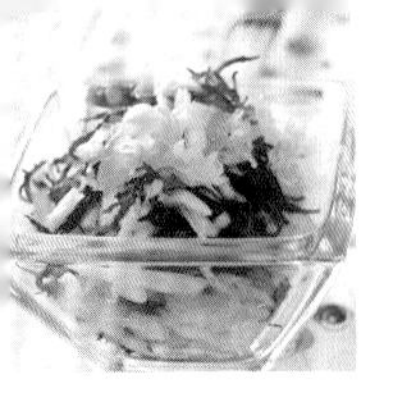

珊瑚草拌高麗菜

材料

珊瑚草……300克
高麗菜嫩葉……2葉
蒜頭……1顆
糖……3克
醋……5毫升

作法

❶ 珊瑚草洗淨用沸水燙熟後撕成條狀。高麗菜洗淨切絲。

❷ 將步驟❶之材料與調味料混合拌均勻，即可盛盤食用。

功效

珊瑚草含有豐富的礦物質、大量的維生素、菸鹼酸、天然植物性膠原蛋白等。屬於高纖的天然有機植物，常食用對於宿便、高血壓、肥胖有相當的助益。

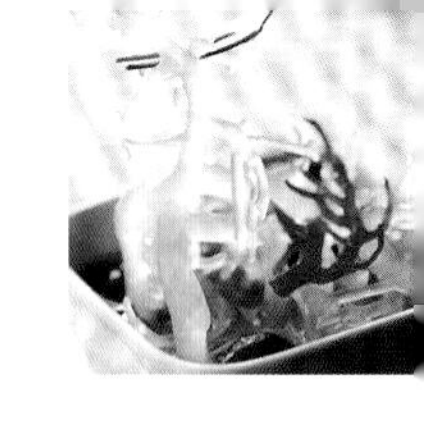

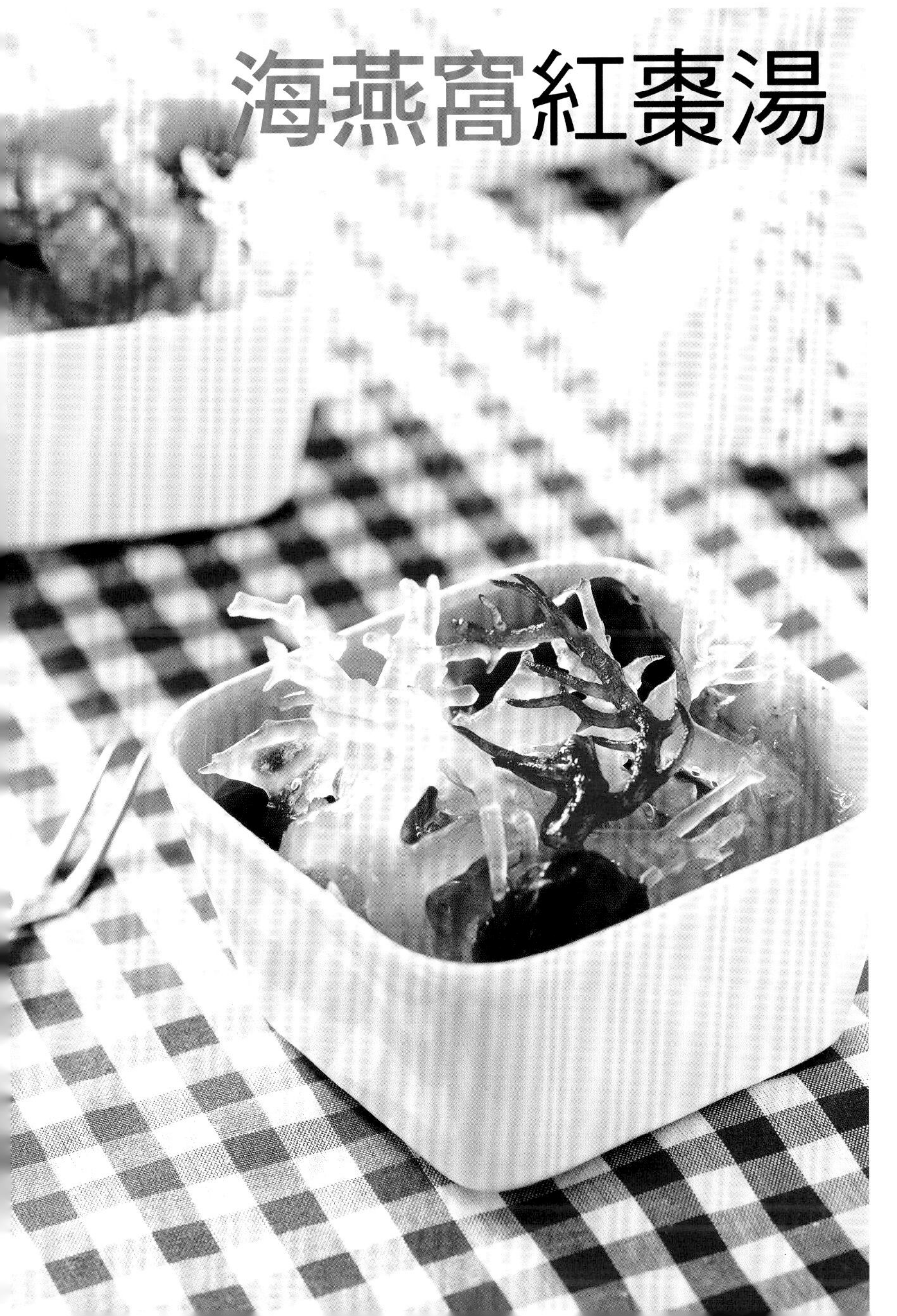

海燕窩紅棗湯

材料

珊瑚草（海燕窩）……15克
紅棗……15個
冰糖……1匙
水……1.5杯

作法

將珊瑚草、紅棗用温水泡發後放入小碗中，加入冰糖，再將碗放置蒸鍋中，蒸1小時即可。

功效

珊瑚草有綠色、褐色、紫紅色，蒸軟爛後其營養成分及口感皆與燕窩相似，不僅具養顏美容功效，對於兒童體質虛弱，也有良好的滋補功能喔！

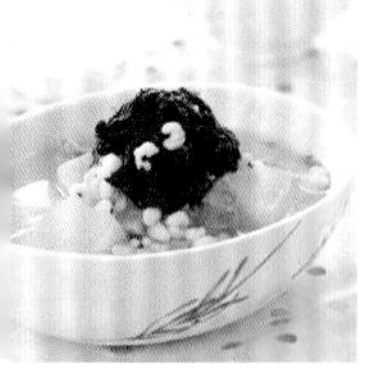

紫菜冬瓜湯

材料

紫菜……20克
瘦豬肉……300克
帶皮冬瓜……1200克
薏仁……75克
油……少許
鹽……適量

作法

❶ 豬肉洗乾淨，切塊，過水。
❷ 紫菜用一碗水加2滴油浸泡30分鐘後，把雜質清洗乾淨。
❸ 冬瓜連皮切塊，薏仁洗乾淨備用。
❹ 把水煮滾，放帶皮冬瓜、瘦肉、薏仁，大火煮10分鐘後，轉小火煮2小時，最後放入紅毛苔再煮15分鐘，加鹽調味即可飲用。

功效

紫菜含有蛋白質、碳水化合物、鈣、鐵、藻膠及多種微量元素。對血毒、脫髮和甲狀腺病極有幫助，具滋補血液、清血熱等功效，是素食者很好的營養來源。

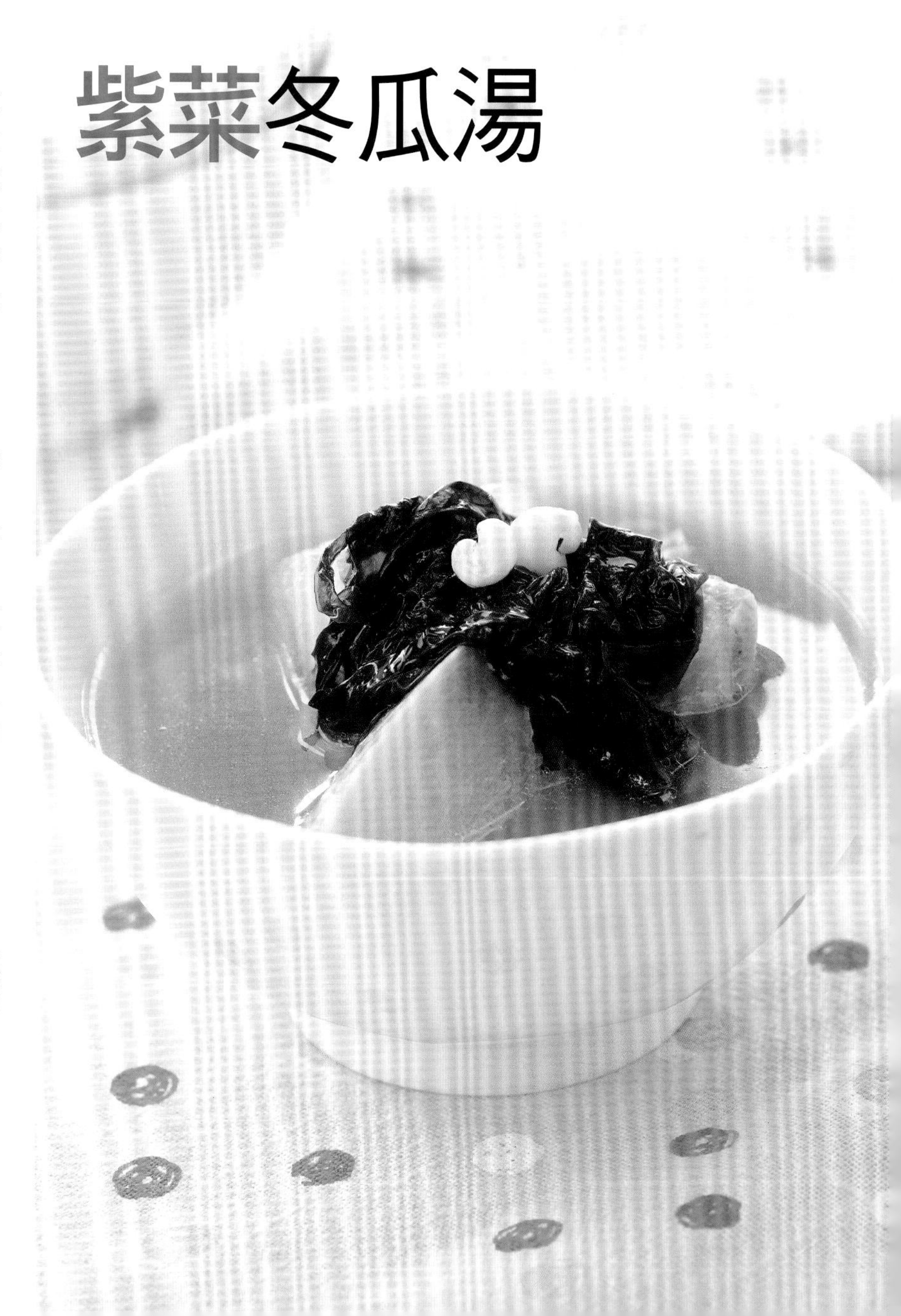

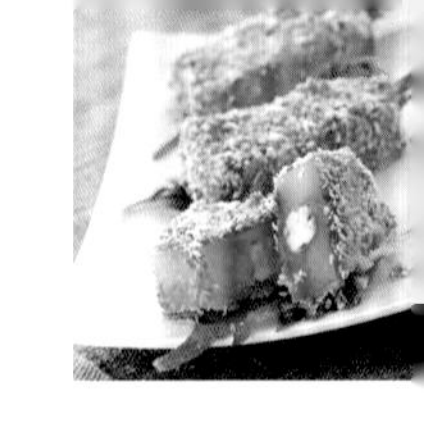

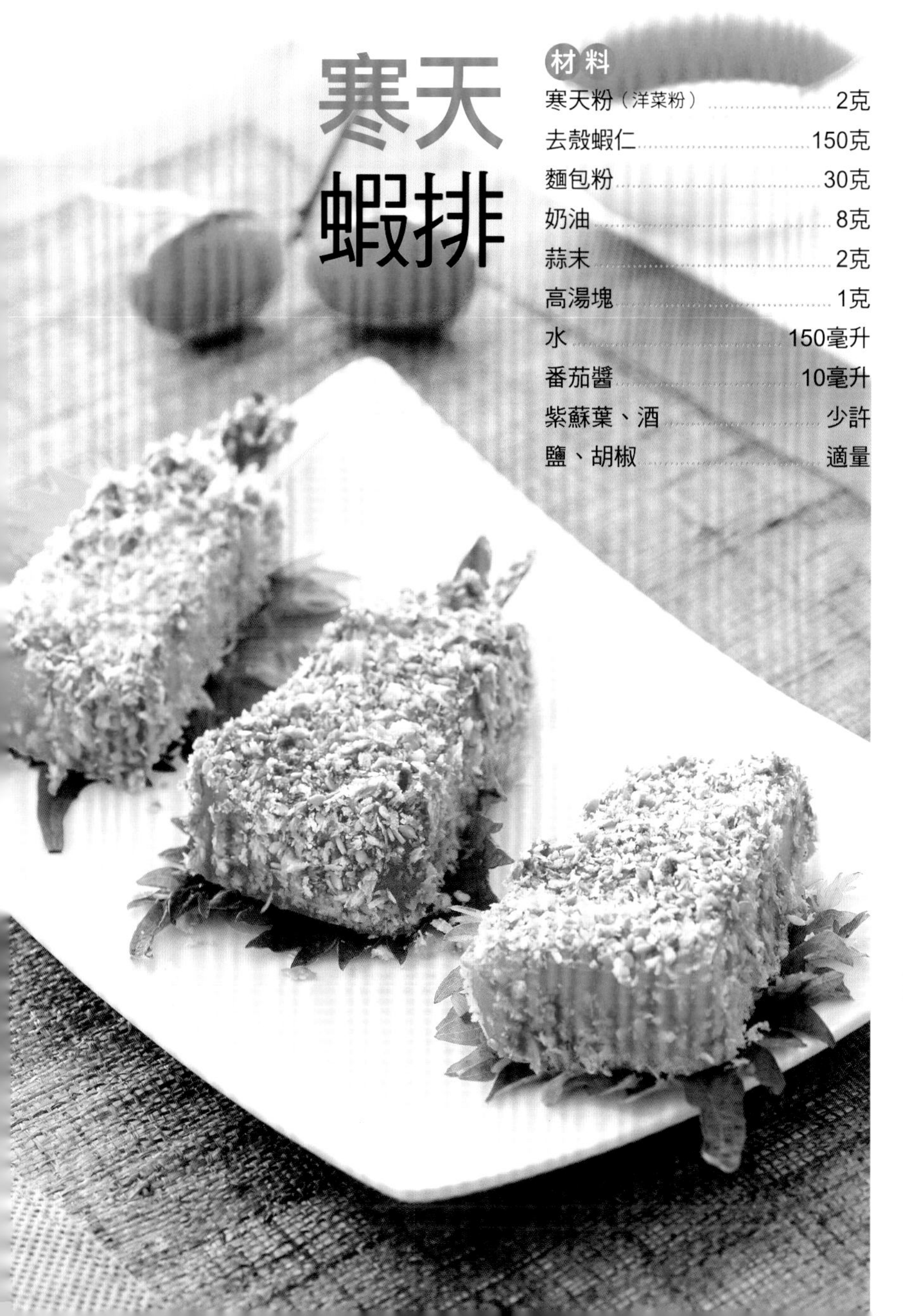

寒天蝦排

材料

寒天粉（洋菜粉）	2克
去殼蝦仁	150克
麵包粉	30克
奶油	8克
蒜末	2克
高湯塊	1克
水	150毫升
番茄醬	10毫升
紫蘇葉、酒	少許
鹽、胡椒	適量

作法

❶ 去殼蝦仁使用加了酒的熱水燙後擺在簍子上瀝乾。在用刀劃幾下，擺平在烤盤上或凝固盒裡。

❷ 鍋子裝入寒天粉、水及高湯塊，以中火煮。煮沸後轉小火再煮2分鐘，邊攪拌。熄火後，加鹽、胡椒拌勻，倒入步驟❶裡，待其凝固。

❸ 奶油和蒜末放進平底鍋裡，以小火炒至有香味，將蒜末取出。放入麵包粉，以小火炒至金黃色，盛起備用。

❹ 等步驟❷凝固變硬後，取出切成4等份。番茄醬塗在表面，再鋪上炒好的麵包粉，整面鋪滿。

❺ 盛盤，擺上紫蘇葉裝飾。

功效

寒天含有所有食物中最豐富的天然纖維，可清腸、軟便，防止便祕、腸炎和痔瘡，對直腸癌、糖尿病、乳癌等有助益。寒天可吸附腸道油脂、醣類、澱粉，可有效降低高血壓、糖尿病使身體更健康。

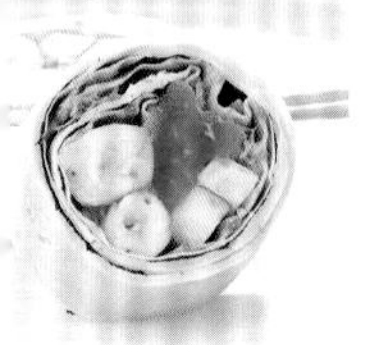

寒天海鮮捲

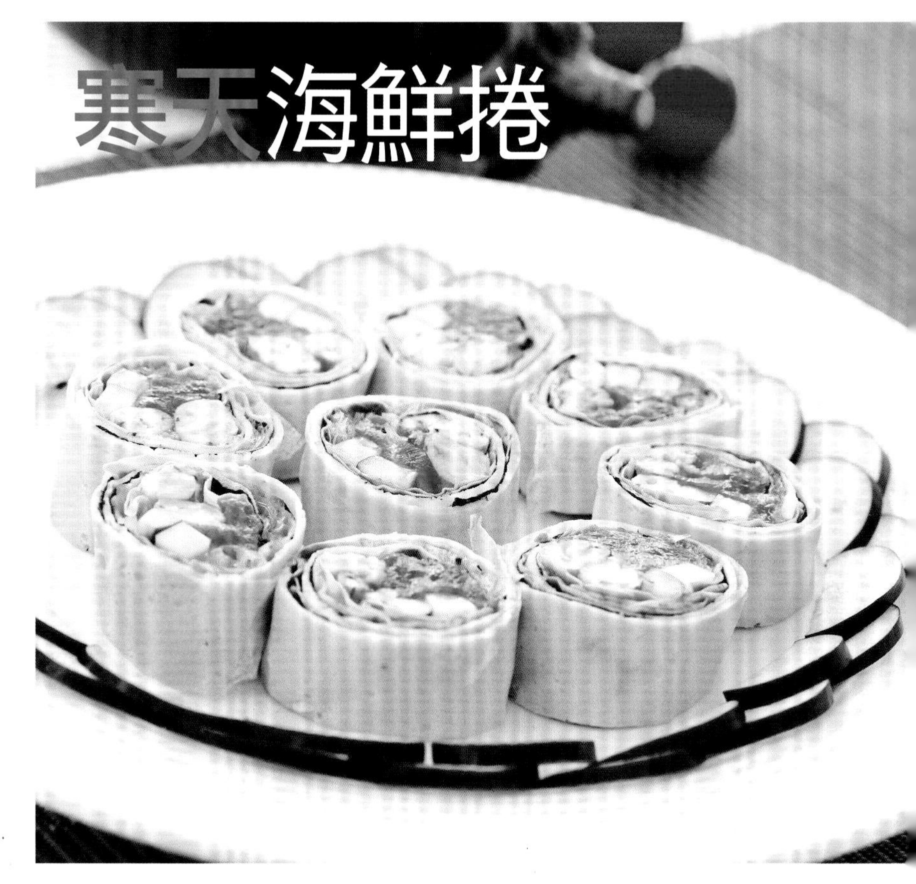

材料

- 寒天條（洋菜條）……10克
- 蝦仁……4尾
- 燻鮭魚……2片
- 萵苣葉……2片
- 紫蘇葉……8片
- 生春捲皮（蛋皮）……4片
- 小黃瓜……2/3條
- 酒、甜辣醬……少許
- 紫色茄子……1顆

作法

❶ 寒天條用水洗淨，泡水30分鐘，變軟後瀝淨水分，切成10公分條狀。

❷ 蝦子用加了酒的熱水汆燙。從蝦背下刀切成兩片。

❸ 小黃瓜斜切成細條狀。

❹ 萵苣葉洗淨，縱切對半。

❺ 生春捲皮沾水後攤在保鮮膜上，將水分擦乾，擺著備用。

❻ 生春捲皮變軟後，一片春捲皮擺上4片蝦肉、1片萵苣葉、2片紫蘇葉，再擺上各1/4份量的寒天條與小黃瓜，由兩端往內折，再往外捲起。依同要領再捲1片春捲皮。剩下的2片春捲皮不包蝦肉，以1片燻鮭魚肉取代。

❼ 將紫色茄子切圓片，加入鹽水與稀釋白醋浸泡，做盤勢用。

❽ 等餡料與春捲皮貼合後，再切成適當大小，盛盤。沾甜辣醬食用。

＊ 美味撇步

- 用烤海苔片或蛋皮取代春捲皮，吃起來更健康。
- 紫蘇葉可用香菜取代，燻鮭魚也可用火腿代替，番茄和芹菜也很對味哦！

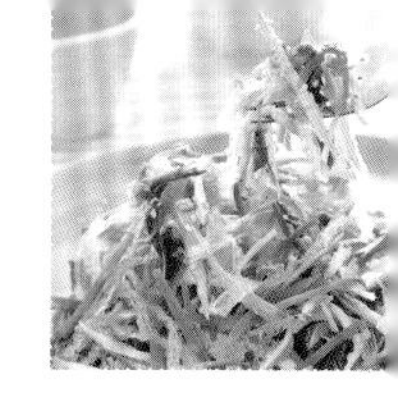

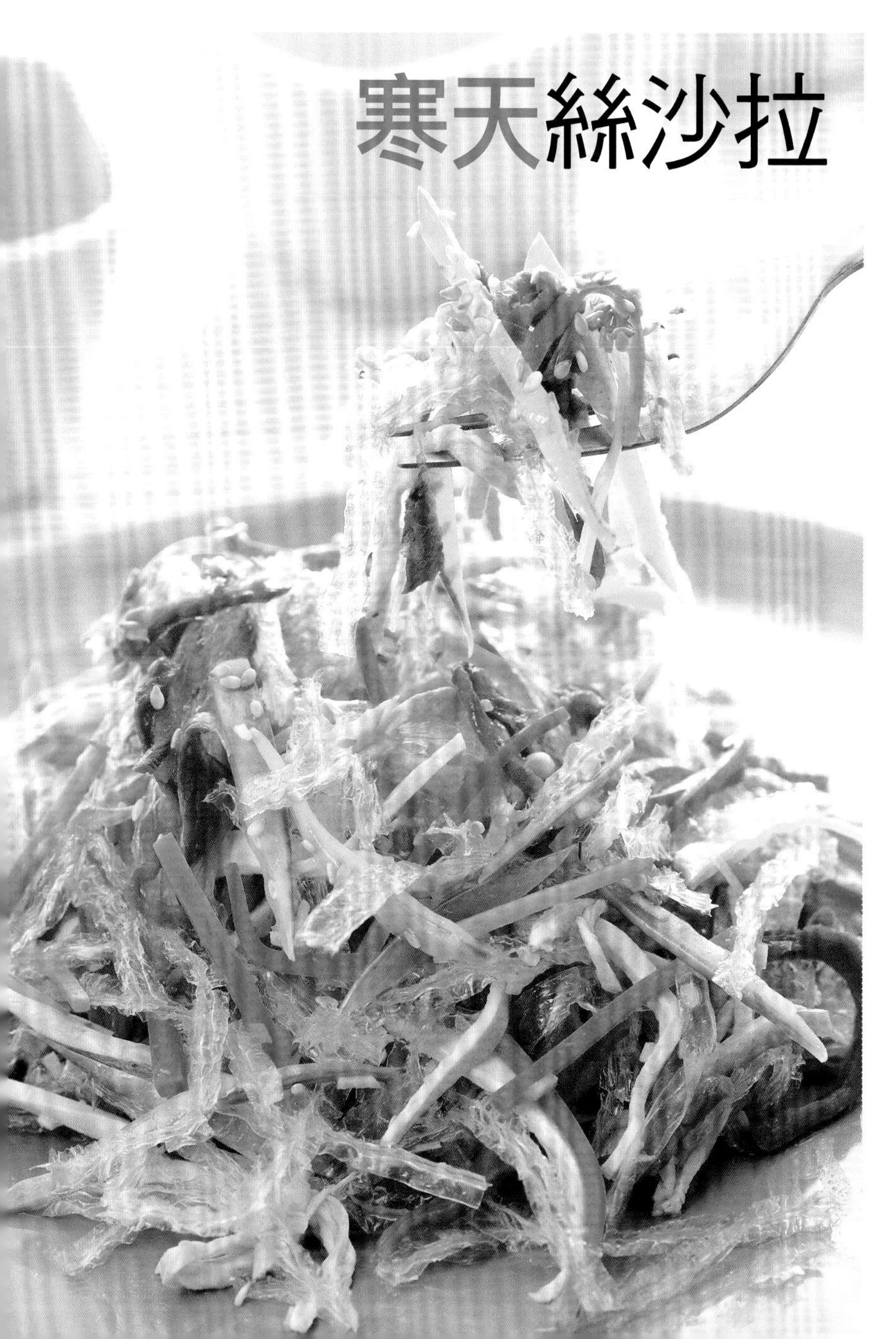

寒天絲沙拉

材料

寒天條（洋菜條）	5克
蘿蔔乾	30克
豌豆莢	5個
雞胸肉	2塊
砂糖	6克
白芝麻粒	3克
酒	10毫升
醋	30毫升
薑汁	5毫升
醬油	15毫升
芝麻油	12毫升
鹽	少許

作法

❶ 寒天條用水洗淨，泡水30分鐘變軟後，將水瀝淨。

❷ 耐熱器皿裝雞胸肉，撒上酒及薑汁，放進微波爐高溫加熱1分30秒～2分鐘。

❸ 蘿蔔乾泡水變軟，再以熱水汆燙，瀝淨水分。將蘿蔔乾切成絲狀。

❹ 熱水汆燙豌豆莢，斜切成細絲狀。

❺ 將醬油、醋、砂糖、鹽及芝麻油攪勻後，加入步驟1～4的材料拌勻，盛盤，再撒上白芝麻。

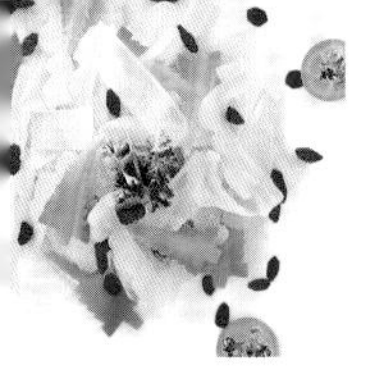

涼拌寒天苦瓜

材料

寒天塊……150克
苦瓜……300克
胡蘿蔔……100克
枸杞……5克
砂糖……3克
鹽……1克
醋……10毫升
檸檬汁……10毫升
香油……4毫升

作法

❶ 寒天塊切成寬條狀。
❷ 胡蘿蔔切條片。
❸ 苦瓜對切兩半再切成6公分小段，將瓜子與瓜囊切除，再切成直條片。
❹ 將苦瓜片用1/2匙的鹽醃軟。
❺ 用開水將苦瓜條及蘿蔔條分開汆燙。
❻ 枸杞用溫水泡溼。
❼ 取大磁碗將寒天條、胡蘿蔔、苦瓜放入加調味料拌勻，灑上枸杞、檸檬汁及香油。
❽ 將拌好的寒天苦瓜放在盤上即可食用。

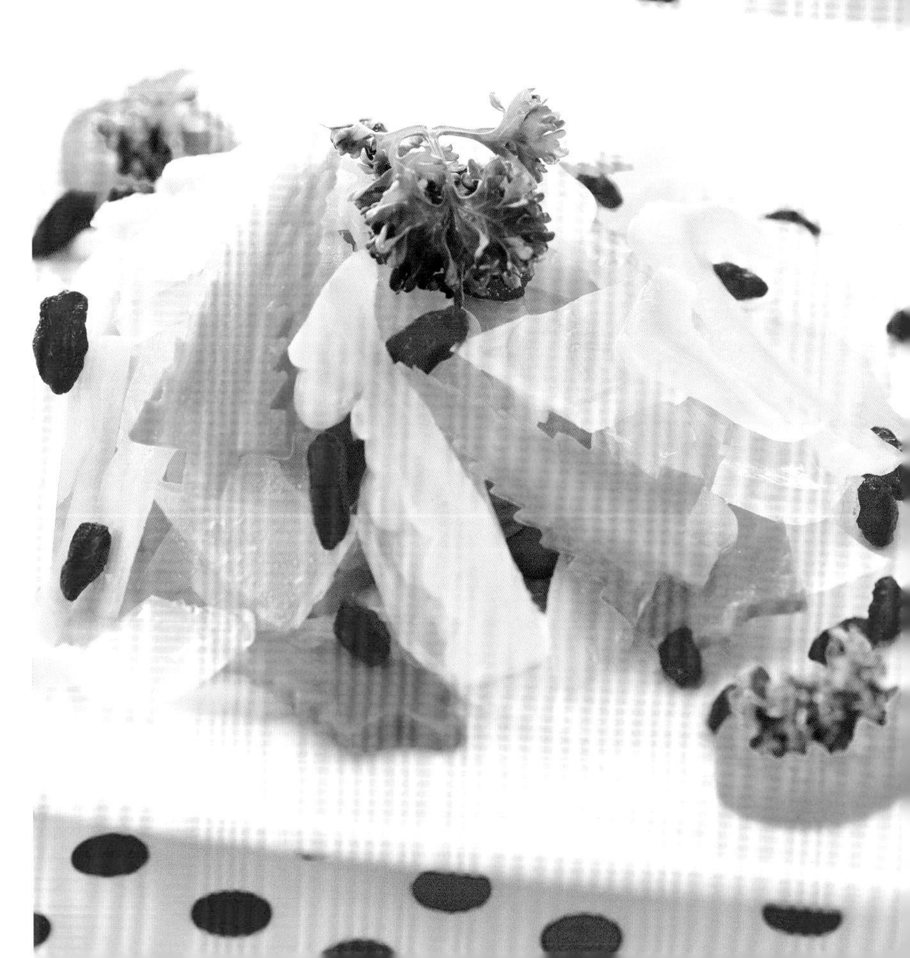

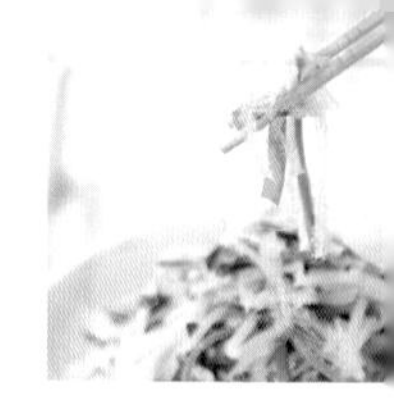

涼拌蔬菜寒天絲

材料

寒天條（洋菜條）	10克	白芝麻粒	3克
紅蘿蔔	50克	芝麻油	6毫升
豆芽菜	50克	薄鹽醬油	22.5毫升
韭菜	70克	乾辣椒絲（裝飾用）	少許
蒜末	5克	薑末	少許
砂糖	3克	胡椒、鹽	適量

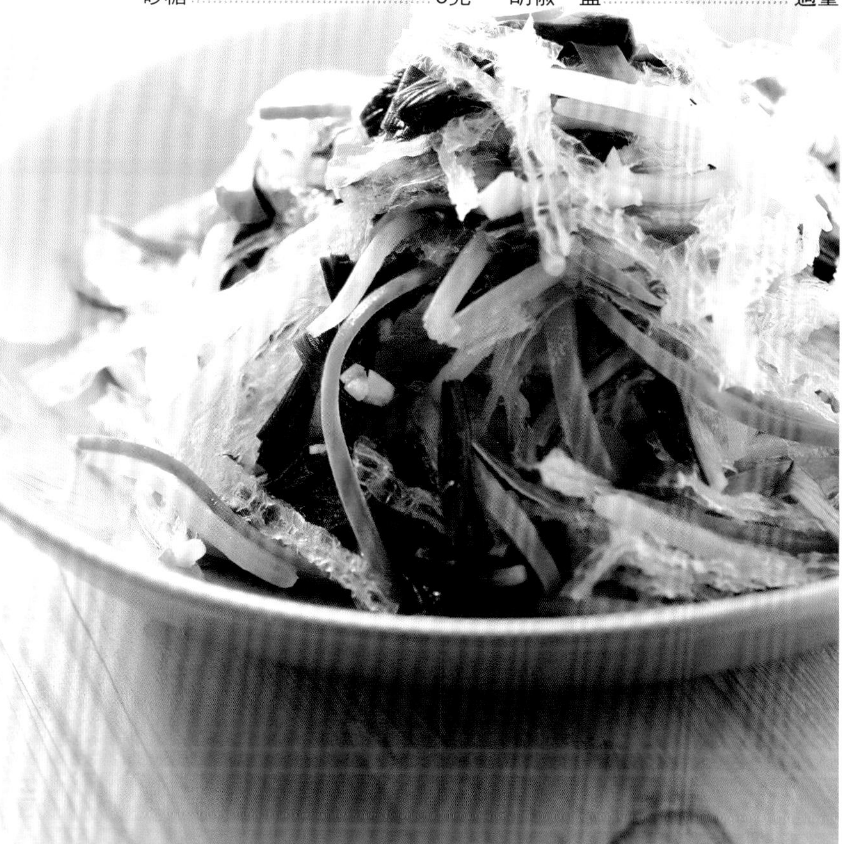

作法

❶ 寒天條用水洗淨，泡水30分鐘，再將水分瀝淨，切成4～5公分的細絲。

❷ 紅蘿蔔切成長4～5公分的細絲。豆芽菜用水洗淨，瀝去水分。韭菜切成長4～5公分的細絲。

❸ 用大碗拌勻鹽、胡椒粒、砂糖、薄鹽醬油以及2毫升的芝麻油。

❹ 在平底鍋裡倒進4毫升的芝麻油，加熱後炒蒜末和薑末，炒香後依序加入步驟❷的蔬菜，快炒幾下即可起鍋裝大碗內。

❺ 將步驟❸加入步驟❹的大碗裡，攪拌、入味、盛盤，撒白芝麻，再擺乾辣椒絲裝飾即可。

功效

此道為素食及養生的佳餚，色澤鮮豔、食材豐富，營養均衡。

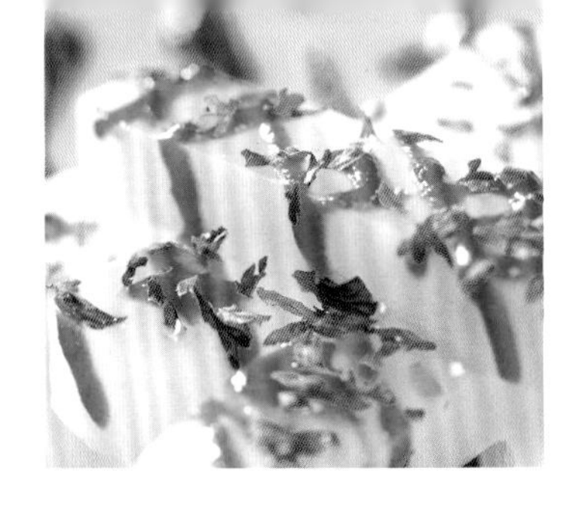

蔬菜寒天凍豆腐

材料

寒天塊……2克
裙帶菜（乾的）……2.5克
紅蘿蔔……25克
柳松菇……50克
四季豆……5克
木綿豆腐……1/2塊
太白粉……2.5克
砂糖……1.5克
鹽……3克
醬油……15毫升
高湯……225毫升
味醂……18毫升
蔥……少許

作法

❶寒天塊用水洗淨，泡水30分鐘變軟。

❷簍子裝豆腐，讓水分瀝乾。

❸裙帶菜泡水，再瀝淨水分。柳松菇去根，切成小朵狀。紅蘿蔔切絲。四季豆斜切成細絲狀。

❹鍋子加入150毫升高湯，煮沸後加入步驟❸煮軟。將瀝淨水分的寒天塊撕成一片片加入一起煮，等寒天溶化後再加進鹽、砂糖及12毫升的味醂調味。

❺用手剝豆腐，加入步驟❹裡，豆腐煮溫熱後熄火。倒在已用水弄濕的容器裡，冷卻凝固。

❻耐熱缽碗裝入醬油、太白粉、6毫升味醂及75毫升高湯攪拌均勻，放進微波爐，高溫加熱1～2分鐘，再攪拌至黏稠狀為止。

❼將步驟❺分切後盛盤，趁佐料尚熱時趕快淋上，蔥切成小丁狀，撒在上面。

芝麻凍豆腐

材料

寒天粉……1克
芝麻糊……50克
鹽……1克
水……150毫升
豆漿……150毫升
高湯……50毫升
味醂……6毫升
薄鹽醬油……3毫升
芥末泥……適量

作法

❶鍋子裝水和寒天粉，煮沸後轉小火再煮2分鐘讓寒天完全溶煮。等熱度降至人體溫度後，加豆漿，再加鹽調味。

❷大碗裝芝麻糊，少量分次倒入❶，攪拌均勻，倒入已用水弄濕的凝固盒裡，冷卻凝固。

❸鍋子裝入高湯、味醂、薄鹽醬油及適量的鹽（份量外）煮沸後熄火，冷卻。

❹將步驟❷切成4等份，盛盤，擺上芥末泥，再淋上步驟❸。

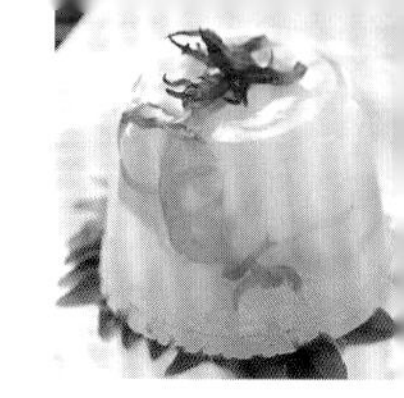

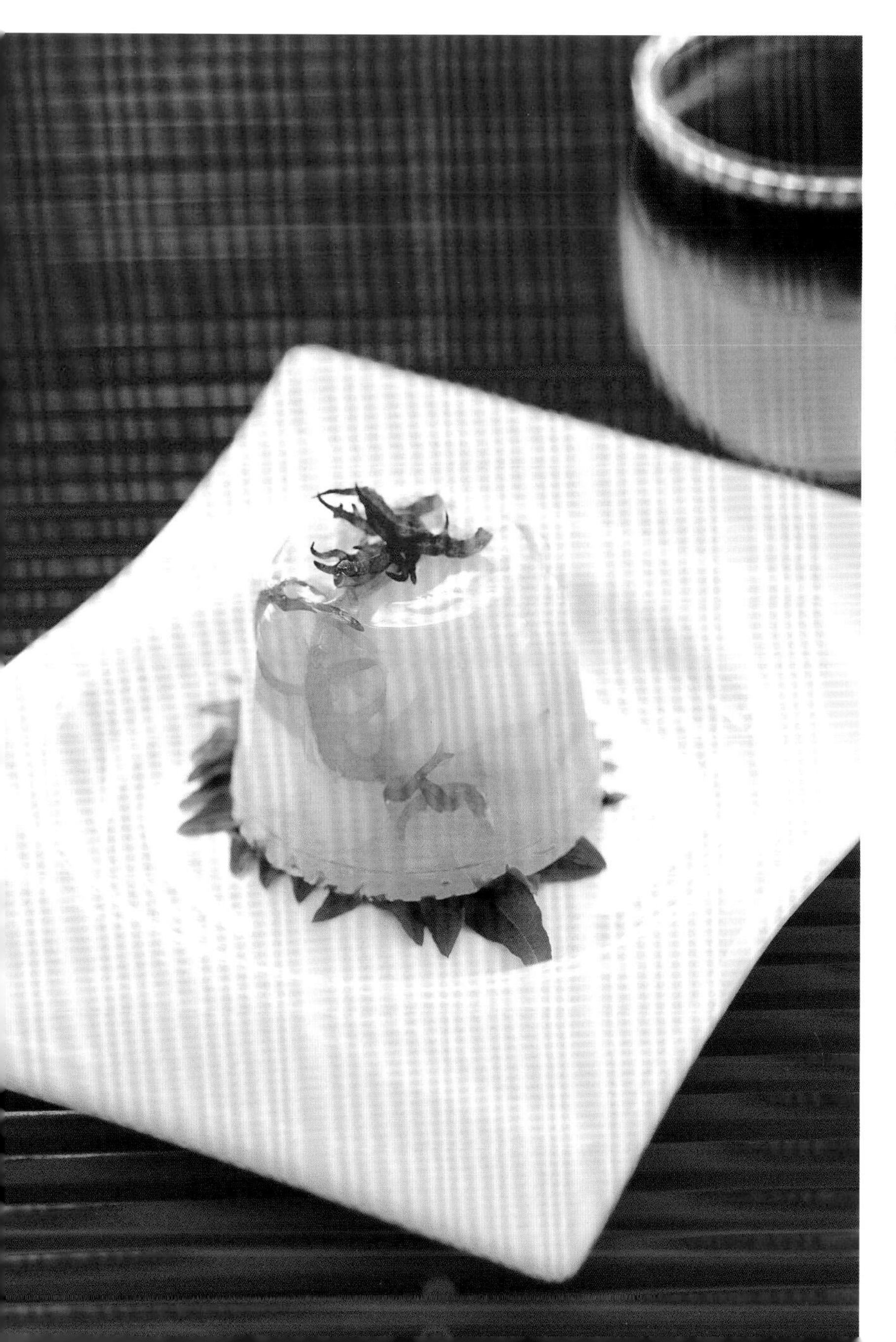

番茄凍

材料

寒天粉（洋菜粉）……2克
番茄汁（含鹽）……250毫升
珊瑚草……適量
青紫蘇菜……2片

作法

❶ 鍋子裝番茄汁，倒入寒天粉，攪拌一下，以中火煮。煮沸後加入珊瑚草，轉小火，一邊攪拌一邊煮2分鐘。
❷ 倒在凝固盒內，冷卻凝固。
❸ 青菜紫蘇置盤上，將凝固的番茄凍倒在上面，加少許珊瑚草盤飾。

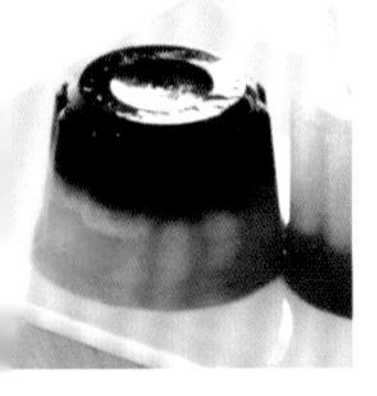

咖啡凍

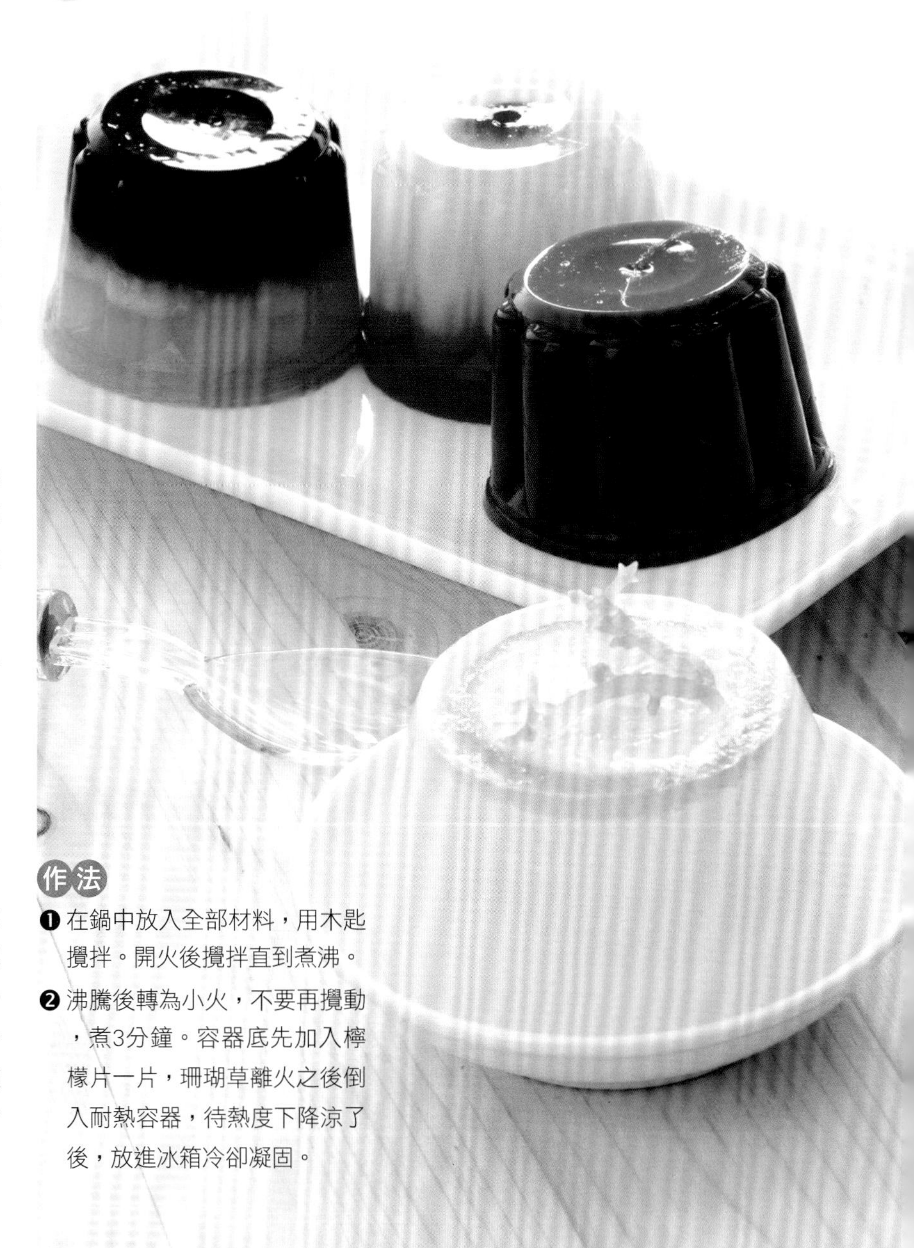

材料

吉利T 8克
砂糖 24克
冷開水 300毫升
咖啡粉 2克

作法

❶ 將砂糖、吉利T混合拌匀
❷ 加冷開水煮至80℃加入咖啡粉拌匀倒入模型，自然冷卻放入冰箱冷藏。食用時淋上鮮奶油或煉乳風味更佳。

檸檬凍

材料

寒天粉（洋菜粉） 4克
砂糖 18克
檸檬汁 30毫升
水 400毫升
珊瑚草 1枝
檸檬片 1片

作法

❶ 在鍋中放入全部材料，用木匙攪拌。開火後攪拌直到煮沸。
❷ 沸騰後轉為小火，不要再攪動，煮3分鐘。容器底先加入檸檬片一片，珊瑚草離火之後倒入耐熱容器，待熱度下降涼了後，放進冰箱冷卻凝固。

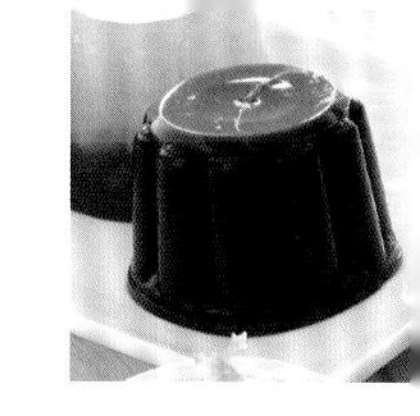

黑糖凍抹茶

材料

- 寒天粉……2克
- 抹茶粉……3克
- 砂糖……10克
- 黑糖……75克
- 牛奶……200毫升
- 水……200毫升

作法

❶ 鍋子裝水和寒天粉，煮沸後轉小火，再煮2分鐘讓寒天完全溶煮，加入黑糖煮溶。過濾後，倒在凝固盒裡，冷卻凝固。

❷ 抹茶加砂糖攪拌，將牛奶少量分次加入，再倒於玻璃杯裡。將1/4黑糖寒天凍切碎放進抹茶裡。

茶凍

材料

- 吉利T……8克
- 砂糖……24克
- 冷開水……300毫升
- 各式茶粉……0.75克

作法

❶ 將砂糖、吉利T混合拌勻

❷ 加冷開水煮至80℃ 加入茶粉拌勻食用時淋上鮮奶油或煉乳風味更佳。

布丁

材料

- 吉利T……8克
- 砂糖……32克
- 奶水……400毫升
- 蛋黃……5個
- 冷開水……350毫升

作法

❶ 將砂糖、吉利T混合拌勻

❷ 蛋黃、冷開水、奶水混合拌勻加到❶中煮至80℃ 用篩網過濾，倒入模型，自然冷卻放入冰箱冷藏。

奶酪

材料

- 吉利T……8克
- 砂糖……3克
- 鮮奶……400毫升

作法

❶ 將砂糖、吉利T混合拌勻

❷ 加鮮奶煮至80℃ ，倒入模型，自然冷卻放入冰箱冷藏，食用時依個人喜好加上玉米片，葡萄乾或巧克力醬等。

如何吃得正確？何時適量補充？
適合長期服用嗎？兒童與孕婦能不能吃呢？
在這個PART裡，
集結大家最想問，最常問的問題，
做最豐富、完整的解說，
希望您能充分了解，吃得安心，吃得健康，
找回青春、美麗、健康！

·諮詢提供／遠東生物科技公司．台灣綠藻生物科技公司

Part 6

藻類健康食品常見問題Q&A

1 鹼性體質為何比酸性體質健康?

人體體質分為兩種：一種是容易導致身體發生病變的酸性體質，另一種則是能維持身體健康的鹼性體質。嬰兒即是健康的弱鹼性體質，但是隨著年齡增長、生病、錯誤的飲食習慣、蔬果類等鹼性食品攝取量普遍不足的情況下，會使原本健康的鹼性體質漸漸地變為酸性體質。

提供您維持鹼性體質的幾種方法：

1. 過著規律正常生活
2. 保持心情輕鬆愉快
3. 不吸煙少喝酒
4. 少吃高脂、高醣、高熱量酸性食品；多吃蔬菜水果等鹼性食品
5. 每天運動20分鐘以上
6. 天天食用5公克綠藻

▪ 酸性體質與鹼性體質之比較

	酸性體質	鹼性體質
年齡分佈	大多是青少年以上	嬰幼兒、高齡之健康老人
飲食型態	酸性食品攝取過多者，如：肉、魚、蛋類等。	鹼性食品食用較多者，深綠色蔬菜、水果等。
對人體影響	酸性食品攝取過多，血液轉為酸性且變得污濁粘稠、就容易產生手腳冰冷、腰酸背痛、便祕、禿頭、心臟病、高血壓等各方面的疾病，實在不容忽視。	鹼性體質的人血液循環較好、新陳代謝較正常、抵抗力增加，人就不容易生病。

2 為何綠藻可以調整體質?

如果您想維持體內酸鹼均衡，食物的來源與供給就扮演一個非常重要的角色。由於綠藻含有葉綠素、纖維質等營養素，可說是最綠的天然食品。

對於平時嗜肉、攝取過多高熱量食品又缺乏運動等酸性體質的人而言，食用綠藻能調整體質，綠藻中珍貴獨特的綠藻精成分不僅可促進新陳代謝，更可減少疲勞、維持健康，讓您散發健康的年輕風采，是全家人不可或缺的營養食品。

3 肥胖的原因有哪些?

肥胖主要分成「脂肪組織增殖型」與「肥大型」兩種。肥胖者可能因家族遺傳、環境因素、錯誤的飲食習慣、內分泌失調或心理因素等各種不同的原因所造成，無法一概而論。

在正確的飲食習慣下，新陳代謝正常者可將脂肪燃燒轉換成身體所需的能量，並不會造成脂肪囤積而引起肥胖。日本國民營養中心亦曾提出：在減肥過程中，攝取足量的蛋白質，將有助於脂肪的燃燒。

4 是不是每個人都可以吃綠藻?

是的。綠藻是100%純植物性天然食品，不論您是：

1.發育中的兒童、青春期的青少年

2.懷孕期及更年期的婦女

3.老年期的長者等等

一律沒有年齡、性別的限制，綠藻是最適合全家人食用的綠色營養食品。

※若患有痛風等特殊疾病者，在食用綠藻精此項產品時，最好經由醫師指示。

5 綠藻培養方式為何?室外培養與室內培養又有何差異?

最好是採用戶外培養方式。若採用室內培養的方式，雖然其培養環境較乾淨，但是藻體本身卻無法接受自然且充足的日照，產品品質控管不易，惟有戶外培養的綠藻才能獲得品質優良的藻種，也惟有如此，綠藻的營養素組成才會更完整，品質更優良。

因此，消費者選用時，最好以堅持採用戶外培養方式生產出的綠藻為優先。

雖然戶外培養的佔地面積大、成本較高、易受空氣落塵及沙石雜質等污染，但是台灣綠藻公司於生產過程中經適當的離心過濾、清水沖洗等步驟去除雜質，最後經過嚴格的品質管制後才可包裝銷售，消費者可安心食用。

6 何謂綠藻精(CGF)?其成分及效果為何?

綠藻精C.G.F（Chlorella Growth Factor）成分，主要含有：短鏈蛋白質、核苷酸（S-Nucleotide）、游離胺基酸、核酸、特殊多醣體、維生素、礦物質與特殊營養成分，可以不經消化，立即為人體吸收利用。平時可促進新陳代謝、維持健康，虛弱時更可有效減少疲勞，迅速且加倍補充體力。

綠藻是植物性營養素、口味甘醇，最適合全家人飲用，讓您散發年輕的健康風采。適用對象：

1. 發育中兒童及青春期的少年。
2. 用腦過多、長期應戰的考生。
3. 體力耗損較大的青壯年及運動員。
4. 加班熬夜、交際應酬的上班族。
5. 懷孕期的營養補充。
6. 銀髮族的養生保健。
7. 素食者維生素的補充（尤其是B_{12}）。
8. 平時注重保養的人士。
9. 虛弱體質、病中病後補身、各種慢性病患補助品。

※此處所稱綠藻精，即為前文中介紹之小球藻成長因子。

7 何謂OD 200、OD 1250?

所謂O.D（optical density，稱為光學密度或吸光度）：指溶液吸收光的尺度。將有色溶液調至適當濃度再經可見光照射後，由其吸光強度做定量分析，經計算後求出溶液之濃度。溶液濃度越高、顏色越深者，其OD值就越大，以遠東生物科技的產品為例，說明如下：

▪ O.D值說明表

	綠藻精飲品	綠藻精膠囊
型態	液體狀	高單位濃縮粉末膠囊狀
濃度	OD 200	OD 1250
規格	70㏄/瓶玻璃瓶裝	400毫克×60粒塑膠瓶裝
成分	100%綠藻萃取液	CGF、玉米澱粉 、麥芽糊精等
口感	具藻類風味，似香菇或海帶味道	包覆在膠囊內因此無味道
食用方法	直接飲用或添加水稀釋飲用	直接以水吞服
食用量	平時保養一星期一罐，較虛弱時一天一罐	每日2粒
方便性	玻璃瓶裝，不易攜帶	攜帶方便，可隨時補充
訴求點	即時補充，迅速恢復體力，無雞精之葷腥味，給身體清爽之植物性營養	高單位綠藻濃縮精華，活力新能源
對象	原本對雞精有概念不喜歡吞食膠囊者	無法接受液體狀CGF味道者

《注意事項》

1. 空腹飲用，吸收效果最直接。
2. 開罐後請於1小時內喝完，若沒喝完可冷藏保存24小時。未開罐前請避免日光直射，並置於陰涼乾燥處。
3. 每罐70c.c.的OD200綠藻精，若非一次喝完，建議先將要喝的份量倒在杯子內再喝，請勿直接飲用，以免唾液殘留罐口影響剩下之綠藻精品質。

※ 綠藻精搭配綠藻或藍藻食用，效果加倍。

8 產品是否有品質管制或相關衛生檢驗合格?

綠藻屬於食品並非藥品，就如同糖果餅乾之類的食品一樣，是不需要經衛生署檢驗的，衛生署的字號「配方認定為食品」並不能保證產品的療效及品質，消費者千萬不要被外包裝上的標示誤導。

9 綠藻會不會與其他食品或藥品相衝突?

綠藻是天然的食品，含多種人體必須營養素，並不會與其他食品或藥品相衝突，您可以放心食用。

食用綠藻最好以開水吞服即可，儘量避免與牛奶、咖啡、茶等其他飲料一起食用，而破壞綠藻本身之營養素。若是有食用其他保健食品或藥物者，最好相隔1小時以上，避免一起吞食服用。

10 除了吃綠藻外還需補充何種物質營養才完整?

其實對於一般健康的成人而言，只要正確地攝取均衡的飲食再配合食用綠藻，如此即可，除非是有特殊狀況者如：貧血、骨質疏鬆症、牙齦出血……等人，才依個人特殊需要，另外補充其他營養素，如：鐵、鈣、維生素等等。

11 綠藻之醣類、脂肪是否會造成肥胖?

5克綠藻中的營養成分皆符合衛生署公布的國人每日營養素建議攝取量（RDNA）的標準之內，且5公克的綠藻熱量僅有21大卡，只要依照正常的建議攝取量，並不會造成肥胖，若是患有重大疾病而需限制飲食者，最好是經醫師指示後再食用。

12 可否只吃綠藻而不吃其他蔬菜水果?

我們一再強調，保健食品只在補充營養素的攝取不足，並非能代替正常的飲食，因此還是應該在平時，就建立起正確的飲食習慣及規律的生活，才能擁有健康的身心，而不只是依賴各種保健食品就想養生，這是錯誤的觀念。

13 葉綠素、膳食纖維對人體有何幫助?

膳食纖維是人體所無法消化吸收的物質。

它具有軟化腸內物質、促進腸道蠕動等多種功能，可說是體內廢物的清道夫，在維持人體健康的功能上扮演一個舉足輕重的角色。

▪ 葉綠素、膳食纖維成分功能表

	葉綠素	膳食纖維
定義	植物體中含有之綠色色素	人體消化酵素不能分解之成分總稱
成分	葉綠素a、葉綠素b	纖維素、果膠、木質素等
功能	·行光合作用，提供綠藻生長所需之營養 ·食品著色劑	·食物中含有適量的膳食纖維可增加糞便量 ·促進腸道蠕動，增加飽足感 ·使糞便較柔軟而易於排出 ·體內廢物之清道夫

14 聽說食用綠藻會引起過敏、斑疹等現象，是真的嗎？

在民國60年左右，綠藻市場供不應求，許多地下工廠所生產之綠藻皆無品質管制。因此，日本曾發生過食用綠藻而產生過敏等現象，主要原因有兩種：

1. **使用錯誤的綠藻藻種**：由於綠藻種類眾多，有些具有毒性，人們無法食用。
   經研究顯示，真正對人體有幫助的藻種為 *Chlorella pyrenoidosa* 等少數幾種。
2. **錯誤的加工處理**：在加工過程的酸性處理下，會發生脫鎂葉綠酸作用（TPP Total pheophorbide），在多量服用後，經過太陽的曝曬就會引起皮膚炎。所以日本厚生省後來也規定產品中的脫鎂葉綠酸含量。
   消費者在選購時，應注意廠商之品管、藻種安全問題，以及公司知名度、品牌形象、專業的技術等。

15 粉狀與錠狀的效果是否有差別，哪一種容易吸收？

經過一般生產過程所製造出的綠藻本應為粉末狀，其營養成分與錠狀的綠藻完全一樣。由於綠藻粉末不易食用，故打錠成顆粒狀使消費者方便食用，至於人體消化吸收方面則是相差不遠。

16 第一次食用綠藻會有何生理反應？

由於綠藻含有葉綠素、纖維質，食用後排泄物會呈現草綠色，初次食用的消費者可能會出現稍許腹瀉、多尿、虛弱、長痘痘、腹脹或排氣等生理現象，這些皆為正常反應，此現象約持續2～4星期（時間長短依個人體質不同而有所差異），只要依個人體質及生理狀況，適當加以增減食用量，即可慢慢恢復正常，請安心食用。

17 每日的食用量需多少？要持續吃多久才看得出效果？

1. 衛生署建議國人每天至少應吃半斤蔬菜，而國人每天的蔬菜攝取量平均只有5兩，可見得大多數人的蔬菜攝取量普遍不足。然而，成人每天食用5公克的綠藻，可補充蔬菜的攝取不足。初次食用者先減半食用2星期後，若無腹瀉等現象則恢復至正常攝取量（成人每日20～25粒，小孩則依年齡大小來食用：如5歲小孩一天就食用5粒綠藻），可均分成三餐飯前（後）或早晚食用，效果更佳。
2. 每天如此正常食用持續3-6個月以上即可看出效果，尤其對於排便不順暢的人而言，效果更是顯著。
3. 成人每天的熱量需求約2500～3000千卡路里，而5克綠藻的熱量只有21千卡，屬於低熱量、高營養的食品，只要依照建議攝取量食用則不需擔心會發胖。

18 一日三餐中何時食用綠藻，才能充分吸收其營養?

一日中以早上起床後及晚上睡覺前的食用效果最佳，營養吸收最為充分，若是突然忘記食用的話，亦可於三餐飯前（後）食用。

建議您最好將每日攝取量分次食用，以提高人體對綠藻的消化及吸收率。

19 吃綠藻片有無副作用?會不會傷胃?

我們一再強調，綠藻是天然食品，絕非藥品，多吃只會經由身體正常代謝排出多餘營養素，即使於飯前食用也不會傷胃，更不會產生任何的負作用，敬請消費者放心食用。

※若有胃潰瘍等傷口出血的病人，建議您可以食用綠藻粉或是改為飯後食用綠藻片，以免腸胃蠕動太快而刺激傷口。

20 孕婦及小孩可以食用嗎?

孕婦最缺乏的就是葉酸、鈣、鐵、維生素A、維生素B群等營養，綠藻的營養素能夠補充孕婦所缺乏的營養，且綠藻中含有綠藻精CGF（綠藻成長因子），更適合孕婦及小孩食用，可說是一舉數得，經濟又實惠。

21 正在食用其他健康食品或是中西藥品可以食用綠藻嗎?

綠藻是食品並非藥品，若是您生病正在服用中、西藥時亦可食用綠藻，請間隔1小時以上分開食用，不需特別忌口，綠藻並不會與其他食品或藥品產生任何排斥現象。

22 吃綠藻時可以喝咖啡、牛奶或茶嗎?

咖啡或茶皆屬於刺激性食品，並不建議您同時食用，為避免營養素被破壞，最好的食用方式就是配合開水吞食即可。

23 為何排便是綠色，是否因綠藻不被消化?

排便呈現草綠色是由於綠藻含葉綠素及纖維質，而非綠藻的營養素不被消化的緣故。

24 食用綠藻可增加排氣嗎?

對於胃脹氣、消化不良、體內有害菌太多的人而言，綠藻中的膳食纖維可促進腸道蠕動，使糞便柔軟而易於排出，此時可能會有排氣的情形，只要持續食用2星期以上，即可恢復正常狀況。

文經社

■ 文經家庭文庫 C163

藻到健康 海藻的驚人功效

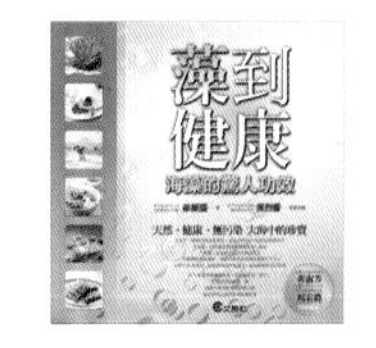

國家圖書館出版品預行編目資料

藻到健康：海藻的驚人功效 / 徐振豐 著 ； 吳烈慶烹飪示範. ——
第一版. ———臺北市：文經社，2008, 05
面； 公分. ——（家庭文庫；C163）

ISBN 978-957-663-532-8（平裝）
1. 海藻 2. 健康食品 3.食療 4. 食譜
411.373 97008051

著 作 人：徐振豐 烹飪設計：吳烈慶
發 行 人：趙元美
社 長：吳榮斌
主 編：林淑雯
美術編輯：游萬國
出 版 者：文經出版社有限公司
登 記 證：新聞局局版台業字第2424號

總社・編輯部

地 址：104 台北市建國北路二段66號11樓之一
電 話：（02）2517- 6688
傳 真：（02）2515- 3368
E-Mail：cosmax.pub@msa.hinet.net

業務部

地 址：241 台北縣三重市光復路一段61巷27號11樓A
電 話：（02）2278- 3158・2278- 2563
傳 真：（02）2278- 3168
E-Mail：cosmax27@ms76.hinet.net
郵撥帳號：05088806 文經出版社有限公司
新加坡總代理：POPULAR BOOK CO.(PTE)LTD. TEL:65-6462-6141
馬來西亞總代理：POPULAR BOOK CO.(M)SDN.BHD. TEL:603-9179-6333
印 刷 所：通南彩色印刷有限公司
法律顧問：鄭玉燦律師 (02)2321-7330
定 價：新台幣 280 元
發 行 日：2008 年 5 月 第一版 第 1 刷
第 2 刷

Printed in Taiwan